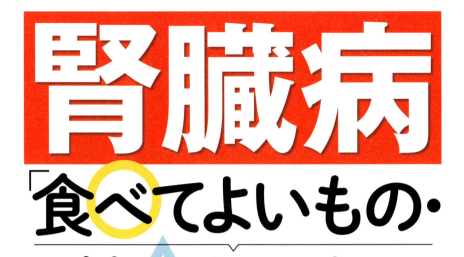

腎臓病
「食べてよいもの・控えたいもの」大全

監修 医療法人社団松和会 理事長
順天堂大学 名誉教授
富野 康日己

Gakken

プロローグ これだけはおさえよう！
腎機能を守る食べ方のコツ

腎機能を守る食べ方7カ条

腎機能を守るには、食べ方のコツを知ることが重要です。
7つのポイントをおさえて毎日の食事に生かしましょう。

1｜エネルギー量はしっかり守る

2｜主食は毎食適量をとる

3｜しっかり減塩する

4｜たんぱく質の摂取量を守る

5｜野菜は必要量を食べる

6｜カリウムやリンの摂取量は指示が出たら制限する

7｜指示量を守れば、食べていけないものはない

1 エネルギー量はしっかり守る

腎 機能の低下を防ぐには、1日に必要な摂取エネルギーを過不足なくとることが大切です。自分の適正な摂取エネルギー量を知るには、標準体重を用いて算出します（→P6）。

算出した摂取エネルギー量を朝・昼・夜の3食に振り分け、1食あたりの食事量を調節します。外食やコンビニエンスストア、持ち帰りの弁当などを利用することが多い人は、エネルギー量やたんぱく質、塩分がどれくらい含まれているのか、商品の栄養成分表示をチェックして選ぶようにしましょう。

● パッケージに書いてある栄養成分表示もチェック！

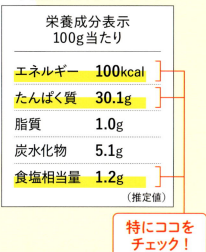

栄養成分表示 100g当たり	
エネルギー	100kcal
たんぱく質	30.1g
脂質	1.0g
炭水化物	5.1g
食塩相当量	1.2g

（推定値）

特にココをチェック！

2 主食は毎食適量をとる

肥 満や糖尿病のある人は、ごはんやパン、麺類などの主食を控える傾向にありますが、腎機能の低下を防ぐには、適正量の主食を毎食とって、エネルギーを確保することが推奨されています。

腎臓に負担をかけないように、主食でとるたんぱく質量は1食あたり3〜5gを目安にし、しっかり食べましょう。

● 1食分あたりたんぱく質3〜5gを含む主食量の目安

白米ごはん	食パン	そうめん	うどん（乾）	スパゲッティ
お茶碗1杯(180g)	6枚切り1枚(60g)	1束(50g)	1/2束(50g)	1/3束(30g)

プロローグ　腎機能を守る食べ方のコツ

3 しっかり減塩する

血圧が高いと腎機能の低下が進みやすくなります。特に高血圧の人は減塩を心がけ、腎臓に負担をかけないようにします。

日本腎臓学会「慢性腎臓病に対する食事療法基準2014年版」によると、食塩摂取量の目安は1日6g未満なので、1食あたり2g未満で調整します。減塩を長く続けるには、うす味でもおいしく食べられる工夫をしましょう。

●減塩のポイント

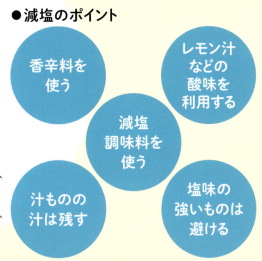

- 香辛料を使う
- レモン汁などの酸味を利用する
- 減塩調味料を使う
- 汁ものの汁は残す
- 塩味の強いものは避ける

4 たんぱく質の摂取量を守る

たんぱく質が体内で消化・吸収されたり、エネルギー源として利用されたりするプロセスで、尿素やクレアチニンなどの老廃物が発生します。そのため、たんぱく質をとり過ぎると腎臓に負担がかかります。たんぱく質は適切な量を守って摂取することが大切です。食品に含まれているたんぱく質量を確認し、指示量の範囲内でとるようにします。

●たんぱく質を多く含む食材

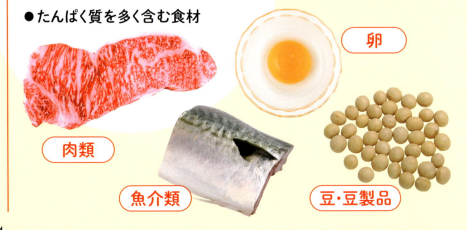

- 肉類
- 卵
- 魚介類
- 豆・豆製品

5 野菜は必要量を食べる

野菜は低エネルギーで各種ビタミンや食物繊維が含まれており、肥満で減量が必要な人にもおすすめの食材です。食物繊維の働きで脂質や糖質の吸収をゆるやかにするうえ、ビタミンC・E、カロテンなどの抗酸化ビタミンも含まれているので、動脈硬化の予防にも役立ちます。

1日あたり200〜250gを目安に、できるだけ多くの種類の野菜を選ぶことで栄養のバランスをとりやすくなります。

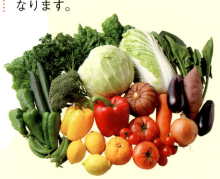

6 カリウムやリンの摂取量は指示が出たら制限する

腎機能が低下すると、血液中のカリウムやリンをうまく排出できなくなります。そのため、重症度（→P137）がG3bになるとカリウムの摂取量、G4以降になるとリンの摂取量を制限する指示が医師から出されます。この場合は、指示された摂取量を守ってください。

重症度がG3aまでの場合は、まだ制限はされないので、カリウムとリンの摂取量をあまり気にする必要はありません。

7 指示量を守れば、食べていけないものはない

慢性腎臓病（CKD）と診断されて食事療法を始めると、「自分の好きなものをもう食べられなくなってしまう」と落胆する人もいるかもしれません。

しかし、医師や管理栄養士の指示を守っていれば、絶対に食べてはいけないものはありません。

指示量は、その人にとっての適正な量です。その範囲内を守って、好きなもの・食べたいものを上手に工夫して食べるとよいでしょう。

エネルギー 塩分 たんぱく質 の摂取量を知ろう

食事療法で大切なのは、安心して食べられる量を知ることです。
自分の適正量を計算して、日々の食事に役立てましょう。

1 1日に必要な エネルギー量 を計算しよう

Step 1 自分にとっての標準体重を計算する

身長 □ m × 身長 □ m × 22 = 標準体重 □ kg

Step 2 標準体重1kgあたりの 推奨摂取エネルギー量を求める

- BMI（体重(kg)÷[身長(m)×身長(m)]）が25以上（肥満）の人＝**20〜25kcal**
- 糖尿病のある人、デスクワークが多い人、家事に従事している人＝**25〜30kcal**
- 接客業や外回りなどの立ち仕事が多い人＝**30〜35kcal**
- 農作業や建設作業などの力仕事が多い人＝**35kcal以上**

Step 3 1日あたり、1食あたりの 適正な摂取エネルギー量を計算する

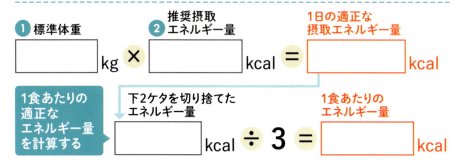

❶ 標準体重 □ kg × ❷ 推奨摂取エネルギー量 □ kcal = 1日の適正な摂取エネルギー量 □ kcal

1食あたりの適正なエネルギー量を計算する → 下2ケタを切り捨てたエネルギー量 □ kcal ÷ 3 = 1食あたりのエネルギー量 □ kcal

現在の自分の体重ではなく、Step❶で算出した標準体重に、Step❷の活動量に応じた推奨摂取エネルギー量を掛けて計算する。

2 1日に摂取してよい 塩分量 を知っておこう

1日の食塩摂取量 = 6g未満

塩分のとり過ぎは高血圧を悪化させ、腎臓の負担となります。そのため、1日の塩分摂取量は6g未満とし、1食あたり2g未満を目安にします。減塩するには、しょうゆなどの調味料は直接かけず、小皿に出してつける、汁ものは飲み干さない、漬物や塩蔵品など塩分の多いものは控えるなどの注意点を守りましょう。また、酢や柑橘類、香辛料などを活用すると減塩しやすくなります（→P153）。

3 1日に必要な たんぱく質量 を計算しよう

重症度（→P137）に応じてたんぱく質の摂取量は変わります

G1／G2の場合

》》 **とり過ぎないようにする**

G3a／G3bの場合

》》 ❶標準体重 ☐ kg × 体重1kgあたりのたんぱく質量 0.8〜1.0 = 1日のたんぱく質摂取量 ☐ g

G4／G5の場合

》》 ❶標準体重 ☐ kg × 体重1kgあたりのたんぱく質量 0.6〜0.8 = 1日のたんぱく質摂取量 ☐ g

3で割ると1食あたりの目安量がわかる

G1〜G5のステージ（重症度）によってたんぱく質の摂取量は異なる。適正なたんぱく質量は上の計算式で算出できる。これを3で割ると、1食あたりの目安量がわかる。

プロローグ　腎機能を守る食べ方のコツ

血液の状態によっては カリウム リン プリン体 の制限が必要なことも

腎機能が低下するとカリウムやリン、プリン体などがスムーズに排出されず、血液中に蓄積しやすくなります。カリウムやリンが増えすぎると動脈硬化が進んで心筋梗塞や脳梗塞のリスクが高まったり、骨がもろくなったりします。また、プリン体が増えすぎると高尿酸血症や痛風の原因となります。そのため、腎機能の状態によってはこれらの摂取制限が必要になることもあります。

① 血液中のカリウム濃度（血清カリウム値）が 5.5mEq/dL以上 のとき
➡ 1日のカリウム摂取量を **1500**mg以下に

[カリウムを多く含む主な食材]
- 果物
- 生野菜
- 肉
- 魚介 など

② 血液中のリンが 5.0mg/dL以上 のとき
➡ 1日のリンの摂取量を **700**mg以下に

[リンを多く含む主な食材]
- 牛乳
- 乳製品
- 卵黄
- 魚の干物 など

③ 尿酸値が 7.0mg/dL以上 のとき
➡ 1日のプリン体摂取量を **400**mg程度に

[プリン体を多く含む主な食材]
- レバー
- 白子
- 魚の干物 など

何をどれくらい食べられるか把握しておく

1日のたんぱく質摂取量が45g以下なら
➡ 1食あたりのたんぱく質摂取量は15gが目安

● 主食の量を固定して計算する

　摂取エネルギー量やたんぱく質などの制限を守って食べるには、主食の量を固定すると計算が楽です。たんぱく質摂取量が1日45g以下なら、1食あたりは15gが目安です。1食につき、ごはんなら茶碗1杯、食パンなら6枚切り1枚を基準とし、15gから主食に含まれるたんぱく質量を引いた残りの量を主菜・副菜からとると調整しやすくなります。

● 1食で何をどれくらい食べられるか知っておこう

主菜　たんぱく質6〜8g
- 鶏もも肉なら … 45g（唐揚げなら2個）
- さけなら … 2/5切れ（42g）
- 卵なら … M玉1個（50g）

副菜　たんぱく質1〜2g
- ほうれん草なら … 2株（60g）
- じゃがいもなら … 約1個（100g）
- ぶなしめじなら … 1/2パック（50g）

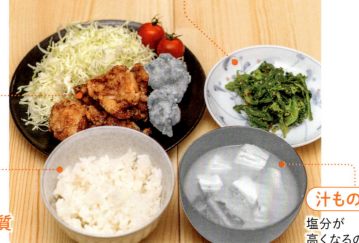

主食　たんぱく質3〜5g
- 白米ごはんなら … お茶碗1杯（180g）
- 食パンなら … 6枚切り1枚（60g）

汁もの
塩分が高くなるので食べないか、具材だけ食べる

プロローグ　腎機能を守る食べ方のコツ

もくじ

プロローグ これだけはおさえよう！ 腎機能を守る食べ方のコツ …… 2

本書の見方&使い方 …… 12
慢性腎臓病の患者さんとそのご家族へ …… 14

第1章 食品カテゴリ別 食べてよいもの・控えたいもの 15

- **肉類**
  たんぱく質が少ないもの …… 16
  たんぱく質が多いもの …… 20
- **魚介類**
  たんぱく質が少ないもの …… 24
  たんぱく質が多いもの …… 30
- **乳製品**
  たんぱく質が少ないもの …… 36
  たんぱく質が多いもの …… 38
- コラム 卵 …… 40
- **穀類**
  たんぱく質が少ないもの …… 42
  たんぱく質が多いもの …… 44
- **豆・豆製品**
  たんぱく質が少ないもの …… 46
  たんぱく質が多いもの …… 48
- コラム でんぷん製品・ジャム類・調味料・お菓子 …… 50
- **くだもの**
  カリウムが少ないもの …… 52
  カリウムが多いもの …… 56
- **種実**
  たんぱく質が少ないもの …… 58
  たんぱく質が多いもの …… 59
- **野菜**
  カリウムが少ないもの …… 60
  カリウムが多いもの …… 66
- コラム 漬物 …… 72
- **いも類**
  カリウムが少ないもの …… 74
  カリウムが多いもの …… 75
- **きのこ類**
  カリウムが少ないもの …… 76
  カリウムが多いもの …… 77
- **海藻類**
  カリウムが少ないもの …… 78
  カリウムが多いもの …… 79
- **お菓子**
  たんぱく質・カリウムが少ないもの …… 80
  たんぱく質・カリウムが多いもの …… 84
- **飲み物**
  カリウムが少ないもの …… 86
  カリウムが多いもの …… 88
- **調味料**
  塩分を含まないもの …… 90
  塩分が多いもの …… 92
- **お酒** …… 94

第2章 対決クイズ 食べるならどっち？ 95

- かつ丼 vs 天丼 …… 96
- 牛丼 vs 牛皿定食 …… 98
- カレーライス vs オムライス …… 100
- かつサンドイッチ vs フルーツサンドイッチ …… 102
- 唐揚げ vs サラダチキン …… 104
- アジフライ定食 vs 刺し身定食 …… 106
- コールスローサラダ vs 野菜サラダ …… 108
- 肉まん vs あんまん …… 110

第3章 シチュエーション別 注文するならどれ？ 111

- すし店 ……………………… 112
- 中華料理店 ………………… 114
- ファミリーレストラン …… 118
- バーガーショップ ………… 122
- 焼き肉店 …………………… 124
- 定食店 ……………………… 126
- 居酒屋 ……………………… 128
- そば店 ……………………… 130
- カフェ ……………………… 131
- コンビニエンスストア …… 132

第4章 慢性腎臓病（CKD）の基礎知識 133

- 慢性腎臓病（CKD）ってどんな病気？ …………………………………… 134
- 慢性腎臓病を放っておくとなぜ危険？ …………………………………… 136
- 慢性腎臓病をこれ以上悪化させないためには？ ………………………… 138
- 腎臓を守るためにふだんから心がけることは？ ………………………… 140

第5章 慢性腎臓病の食事と生活習慣Q&A 141

- 少量の肉や魚でもおかずにボリュームを出すコツを教えてください。 … 142
- 1日に必要なエネルギーが足りていないとき、
  調理法によってエネルギーを補うことはできますか？ ………………… 144
- エネルギーアップのために油をうまく使うコツを教えてください。 … 145
- 野菜のカリウムを減らす方法はありますか？ …………………………… 146
- コーヒーなどの嗜好品を飲んでもよいですか？ ………………………… 148
- 間食はしてもよいですか？ ………………………………………………… 149
- 血糖値を上げにくい食べ方を教えてください。 ………………………… 150
- 野菜ジュースはサラダの代わりになりますか？ ………………………… 151
- エネルギーをとるためなら、高糖質・高脂質の食事をしてもよいですか？ … 151
- 減塩のコツを教えてください。 …………………………………………… 152
- 加工食品や干物は食べてもよいですか？ ………………………………… 154
- たんぱく質量が調整された食品とはどんなものですか？ ……………… 155
- どんな運動をすればよいですか？ ………………………………………… 156
- たんぱく質を控えめにすることでフレイルにならないか心配です。 … 157

五十音順　食品さくいん …………………………………………………… 158

本書の見方 & 使い方

本書は、めんどうな栄養計算をしなくても腎機能の悪化を防げるよう、安心して食べられる食品と注意したい食品を写真入りでわかりやすく解説しています。ここでは第1章〜第3章の栄養成分データの見方や便利な使い方を紹介。第4章の基礎知識や、第5章のQ&Aとあわせてご活用ください。

第1章 カテゴリ別に食べてよい量や栄養成分をチェックできる

1食分の栄養成分の目安量を表示

「肉類」「魚介類」「乳製品」「穀類」「豆・豆製品」は、1食あたりのたんぱく質摂取量の目安を紹介。その他のカテゴリではカリウム、塩分など、注意が必要な栄養成分を多く含むものと少ないものを紹介。

安心して食べられるものと注意が必要なものをカテゴリ別に紹介

たんぱく質量、カリウム量、塩分量などの観点から、身近な食品を「食べてOK」と「注意が必要」に分類。肉類、野菜などの食材カテゴリ別に分けて紹介。

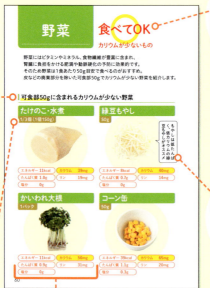

食べられる量の目安がひと目でわかる

たんぱく質を多く含む「肉類」「魚介類」「乳製品」「穀類」「豆・豆製品」は、腎臓病の人が1食あたりで食べてよい量の目安を写真入りで表示。その他の食品は、一般的な1食分に含まれる栄養成分の数値を紹介。なお、同じ食品でも産地などにより栄養成分が異なる場合は、食べてよいものは多い順、注意が必要なものは少ない順に紹介している。

管理栄養士によるアドバイスつき

たんぱく質は少なくても塩分やカリウムが多めの場合など、知っておきたい注意点や食材選びのポイントを管理栄養士がひとことアドバイス。

目安量あたりの栄養成分を確認できる

文部科学省「日本食品標準成分表2020年版（八訂）増補2023年」から算出した栄養成分の数値を記載。最小記載量の1/10以上5/10未満のものは「Tr（微量）」、1/10未満または検出されなかったものは「0」と表示している。たんぱく質は基本的に「アミノ酸組成によるたんぱく質」の数値を採用。測定値がない場合は「たんぱく質（七訂）」の値としている。なお各食品の栄養成分は監修協力の管理栄養士が独自に算出しており、文部科学省のサイト「食品成分データベース」の数値と異なる場合がある。

第2章 クイズ形式で腎機能を守る食べ方のポイントを知ろう

2つのメニューを栄養成分つきで比較

2つのメニューで迷ったとき、どちらを食べるのがよいか比較する。メニュー全体の栄養成分と食材ごとの栄養成分もあわせて表示しているので、気をつけたい食材がわかり、食事の際、量の調整に役立つ。

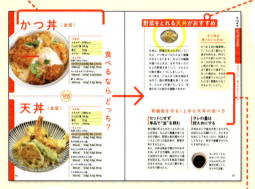

どちらを選べばよいかがわかる

比較した2つのメニューのうち、より腎臓にやさしいほうを表示。理由も詳しく解説しているので、メニュー選びの参考になる。

腎機能を守る食べ方のポイントを紹介

控えたいメニューをどうしても選びたいときの注意点と対策や、外食時でも上手に腎機能を守る食べ方など、知っておきたいポイントを紹介。

第3章 外食時に役立つメニュー選びのコツを紹介

シチュエーションごとにポイントを解説

ふだん利用する機会が多い10のシチュエーションについて、メニュー選びのポイントや食べるときの注意点を解説。

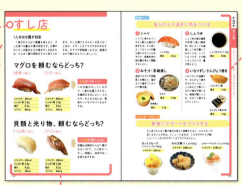

エネルギーUPや減塩のコツがわかる

外食時に役立つ「エネルギーUP」「減塩」「たんぱく質量調整」「カリウム量調整」のコツを数多く紹介。

メニュー例も栄養成分つきで紹介

具体的なメニュー例を栄養成分つきで表示。複数メニューから選ぶときのおすすめとポイントも解説しているので、メニュー選びの参考になる。

慢性腎臓病の患者さんとそのご家族へ

　近年、慢性腎臓病（CKD）という病名に触れる機会がこれまで以上に多くなりました。これはひとつの病気を指すのではなく慢性に進行する腎臓病の総称で、一定の基準を満たした人は、CKDと診断されます。わが国のCKD患者数は1,330万人を超え、70歳代の1/3、80歳代の約1/2の人が罹患しているといわれています。CKDは、末期腎不全になると透析療法に進行するほか、心血管疾患の重大な危険因子となります。透析療法に進行し、生涯にわたり透析を受けている人は、まだまだ少なくありません。透析療法への進行を少しでもくい止めるためには、生活習慣の改善が重要で、そのため管理栄養士さんには食事指導を担当していただいています。CKDの食事指導は制限が多く、複雑で難しいと思われがちですが、主にエネルギーとたんぱく質、食塩の適切な摂取量について詳しく説明されます。CKDの進行具合によってはカリウム、リンについても説明があります。

　患者さんやそのご家族から「腎臓病では食べてはいけないものはあるのですか？」とよく聞かれます。症状や検査結果によって、その時点で食べてはいけないもの、避けてもらいたいものはありますが、基本的には絶対に食べてはいけないものはありません。食べ方のコツと食品の特徴さえ知っていれば、食事療法は難しいものではないのです。

　本書では、CKDの悪化を防ぐためにめんどうな栄養計算をしなくても安心してしっかりした量を食べられる食品と、あまりたくさん食べられない食品をピックアップし、写真入りでわかりやすく解説します。外食や中食のメニューについても、食べ方について具体的に解説しています。本書がCKD患者さんの治療の一助になれば、望外の喜びです。

　本書の刊行にご協力いただいた医療法人社団松和会管理栄養士の大崎時糸子さんと杉村紀子さんに深謝いたします。

2024年盛夏
東京都庁を眺めつつ
富野康日己

第 1 章

食品カテゴリ別
食べてよいもの・控えたいもの

腎機能を守るためには、
食事でたんぱく質や塩分をとり過ぎないよう気をつけます。
食事療法を無理なく続けるために、
「安心して食べられるもの」と「注意が必要なもの」をチェックし、
何をどれくらい食べられるか知っておきましょう。

- 肉類 …………… P16-23
- 魚介類 ………… P24-35
- 乳製品 ………… P36-39
- 穀類 …………… P42-45
- 豆・豆製品 …… P46-49
- くだもの ……… P52-57
- 種実 …………… P58-59
- 野菜 …………… P60-71
- いも類 ………… P74-75
- きのこ類 ……… P76-77
- 海藻類 ………… P78-79
- お菓子 ………… P80-85
- 飲み物 ………… P86-89
- 調味料 ………… P90-93
- お酒 …………… P94

肉類

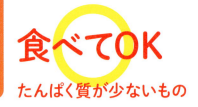
食べてOK
たんぱく質が少ないもの

肉類に多く含まれるたんぱく質は、腎臓病の人にとっては摂取量に制限がありますが、筋肉や血液の材料となる大切な栄養素でもあります。安心して食べられる1食あたり8gを目安に、指示量の範囲内で賢く摂取しましょう。

1食あたりたんぱく質8g目安で食べられる量

牛バラ肉

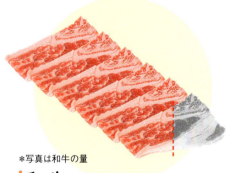

＊写真は和牛の量

和牛
薄切り約5と1/2枚83g
- エネルギー 392kcal
- カリウム 133mg
- 塩分 0.1g
- リン 72mg

国産牛
薄切り約5枚72g
- エネルギー 274kcal
- カリウム 137mg
- 塩分 0.1g
- リン 79mg

輸入牛
薄切り約3と2/3枚55g
- エネルギー 186kcal
- カリウム 127mg
- 塩分 0.1g
- リン 72mg

牛サーロイン（脂身つき）

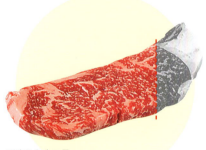

＊写真は和牛の量

和牛
ステーキ用約4/5枚78g
- エネルギー 359kcal
- カリウム 140mg
- 塩分 0.1g
- リン 78mg

国産牛
ステーキ用約3/5枚57g
- エネルギー 178kcal
- カリウム 154mg
- 塩分 0.1g
- リン 86mg

輸入牛
ステーキ用約1/2枚54g
- エネルギー 147kcal
- カリウム 157mg
- 塩分 0.1g
- リン 81mg

牛肩ロース（皮下脂肪なし）

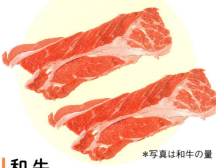

＊写真は和牛の量

和牛
すきやき用約2枚67g

| エネルギー | 250kcal | カリウム | 141mg |
| 塩分 | 0.1g | リン | 80mg |

国産牛
すきやき用約1と2/3枚58g

| エネルギー | 165kcal | カリウム | 157mg |
| 塩分 | 0.1g | リン | 81mg |

輸入牛
すきやき用約1と1/2枚53g

| エネルギー | 116kcal | カリウム | 159mg |
| 塩分 | 0.1g | リン | 80mg |

牛タン
薄切り6と1/2枚65g

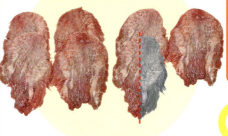

| エネルギー | 207kcal | カリウム | 150mg |
| 塩分 | 0.1g | リン | 85mg |

鶏軟骨＊
約10本64g

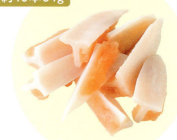

| エネルギー | 35kcal | カリウム | 109mg |
| 塩分 | 0.6g | リン | 50mg |

合がも肉（皮つき）
約4枚64g

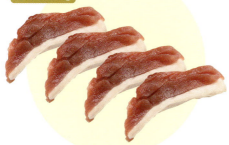

| エネルギー | 195kcal | カリウム | 141mg |
| 塩分 | 0.1g | リン | 83mg |

豚バラ肉
約4枚62g

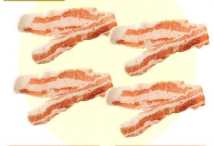

| エネルギー | 227kcal | カリウム | 149mg |
| 塩分 | 0.1g | リン | 81mg |

第1章 肉類 たんぱく質が少ないもの

＊「アミノ酸組成によるたんぱく質」ではなく「たんぱく質」の数値で計算しています。

食べてOK

ラムロース（脂身つき）
約3枚59g

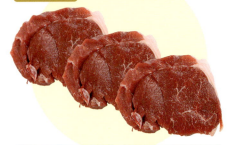

- エネルギー 169kcal
- カリウム 148mg
- 塩分 0.1g
- リン 83mg

牛ひき肉
卵大55g

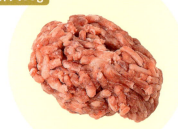

- エネルギー 138kcal
- カリウム 143mg
- 塩分 0.1g
- リン 55mg

鶏ひき肉
卵大55g

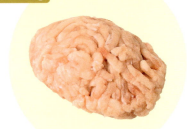

- エネルギー 94kcal
- カリウム 138mg
- 塩分 0.1g
- リン 61mg

豚肩ロース肉（皮下脂肪なし）
薄切り約2と1/2枚52g

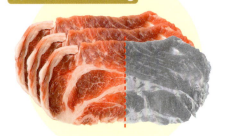

- エネルギー 110kcal
- カリウム 161mg
- 塩分 0.1g
- リン 88mg

砂肝
約1と2/3個52g

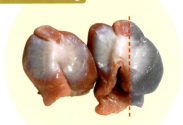

- エネルギー 45kcal
- カリウム 120mg
- 塩分 0.1g
- リン 73mg

豚ひき肉
卵大50g

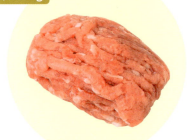

- エネルギー 105kcal
- カリウム 145mg
- 塩分 0.1g
- リン 60mg

> **Column**
> # 加工食品は低たんぱくでも塩分に気をつけよう

ソーセージやベーコンなど肉の加工食品は塩分が多くなります。料理に使うときは、塩分の多い調味料を控えるようにしましょう。

たんぱく質8g目安で食べられる量

ウインナーソーセージ
約4と1/2本76g

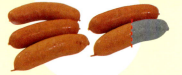

| エネルギー | 242kcal | カリウム | 137mg |
| 塩分 | 1.4g | リン | 152mg |

フランクフルトソーセージ
約1と1/2本73g

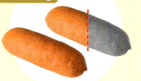

| エネルギー | 215kcal | カリウム | 146mg |
| 塩分 | 1.4g | リン | 124mg |

ボロニアソーセージ
1cm厚さ約2と1/2枚73g

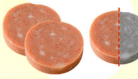

| エネルギー | 177kcal | カリウム | 131mg |
| 塩分 | 1.5g | リン | 153mg |

豚レバーペースト
大さじ約3と1/2杯73g

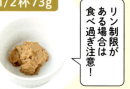

リン制限がある場合は食べ過ぎ注意！

| エネルギー | 270kcal | カリウム | 117mg |
| 塩分 | 1.6g | リン | 190mg |

生ソーセージ
約4本65g

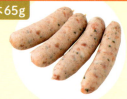

| エネルギー | 175kcal | カリウム | 130mg |
| 塩分 | 1.1g | リン | 91mg |

ベーコン
約3枚59g

調理時は調味料の塩分を控えると◎

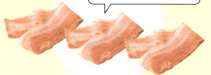

| エネルギー | 144kcal | カリウム | 136mg |
| 塩分 | 1.5g | リン | 124mg |

焼き鳥缶詰
約3/4缶51g

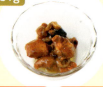

| エネルギー | 88kcal | カリウム | 102mg |
| 塩分 | 1.1g | リン | 38mg |

第1章 肉類 たんぱく質が少ないもの

肉類

注意が必要
たんぱく質が多いもの

肉類は、種類や部位によって含まれるたんぱく質量が大きく異なります。ここでは、肉類のなかでも特にたんぱく質を多く含むものを紹介します。肉類を食べるときは、たんぱく質の含有量を確認し、医師や管理栄養士から指示された摂取量を守るようにしましょう。

1食あたりたんぱく質8g目安で食べられる量

牛すじ・ゆで
おでん約2串分28g

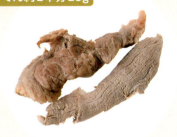

エネルギー	44kcal	カリウム	5mg
塩分	0.1g	リン	6mg

サラミソーセージ
約11枚34g

塩分も多い！

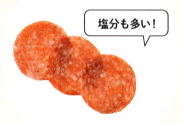

＊1食分の目安は3枚

エネルギー	159kcal	カリウム	146mg
塩分	1.5g	リン	85mg

生ハム・長期熟成
約2と1/2枚36g

塩分に要注意

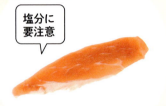

＊1食分の目安は1枚

エネルギー	91kcal	カリウム	173mg
塩分	2.0g	リン	72mg

鶏ささみ・若鶏
4/5本40g

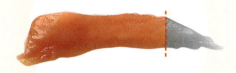

エネルギー	39kcal	カリウム	164mg
塩分	0g	リン	96mg

第1章 肉類 — たんぱく質が多いもの

くじら赤身肉
約1/2枚 40g

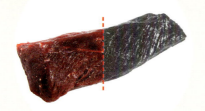

- エネルギー 40kcal
- カリウム 104mg
- 塩分 0.1g
- リン 84mg

ローストビーフ
約4枚 42g

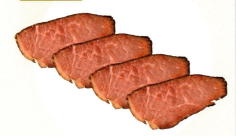

- エネルギー 80kcal
- カリウム 109mg
- 塩分 0.3g
- リン 84mg

豚ヒレ肉
ヒレかつ用約1と1/3枚 43g

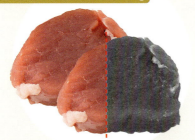

- エネルギー 51kcal
- カリウム 185mg
- 塩分 0g
- リン 99mg

鶏胸肉・若鶏

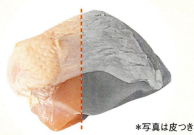

*写真は皮つき

皮なし
約2/5枚 41g

- エネルギー 43kcal
- カリウム 152mg
- 塩分 0g
- リン 90mg

皮つき
約1/2枚 46g

- エネルギー 61kcal
- カリウム 156mg
- 塩分 0g
- リン 92mg

鶏もも肉・若鶏

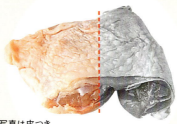

*写真は皮つき

皮つき
約1/2枚 47g

- エネルギー 89kcal
- カリウム 136mg
- 塩分 0.1g
- リン 80mg

皮なし
約1/2枚 49g

- エネルギー 55kcal
- カリウム 157mg
- 塩分 0.1g
- リン 93mg

注意が必要

コンビーフ
約2/5缶44g

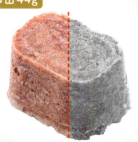

| エネルギー | 84kcal | カリウム | 48mg |
| 塩分 | 0.8g | リン | 53mg |

牛ヒレ肉（国産牛）
ステーキ用約1/2枚45g

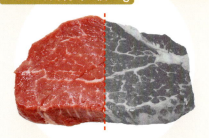

| エネルギー | 80kcal | カリウム | 171mg |
| 塩分 | 0g | リン | 90mg |

豚レバー
薄切り約2と2/3枚46g

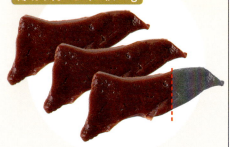

| エネルギー | 52kcal | カリウム | 133mg |
| 塩分 | 0g | リン | 156mg |

牛レバー
約2枚46g

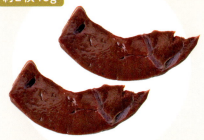

| エネルギー | 55kcal | カリウム | 138mg |
| 塩分 | 0g | リン | 152mg |

牛もも肉（皮下脂肪なし）

＊写真は国産牛の量

和牛
薄切り約2と2/3枚46g

| エネルギー | 98kcal | カリウム | 152mg |
| 塩分 | 0g | リン | 78mg |

輸入牛
薄切り約2と2/3枚46g

| エネルギー | 61kcal | カリウム | 147mg |
| 塩分 | 0g | リン | 78mg |

国産牛
薄切り約2と2/3枚47g

| エネルギー | 79kcal | カリウム | 160mg |
| 塩分 | 0g | リン | 89mg |

牛肉の大和煮缶詰
約1/2缶 46g

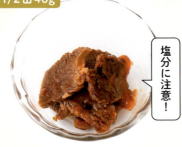

塩分に注意！

| エネルギー | 72kcal | カリウム | 83mg |
| 塩分 | 0.8g | リン | 51mg |

豚ロース肉（脂身つき）
とんかつ用約1/2枚 46g

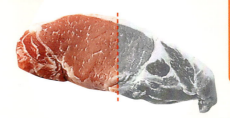

| エネルギー | 114kcal | カリウム | 143mg |
| 塩分 | 0g | リン | 83mg |

豚もも肉（脂身つき）
薄切り約3枚 47g

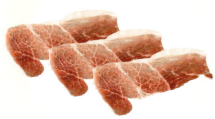

| エネルギー | 80kcal | カリウム | 165mg |
| 塩分 | 0g | リン | 94mg |

鶏レバー
約1個 49g

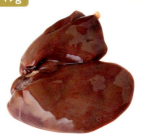

| エネルギー | 49kcal | カリウム | 162mg |
| 塩分 | 0.1g | リン | 147mg |

焼き豚
約3枚 49g

1食で薄切り3枚までに

| エネルギー | 81kcal | カリウム | 142mg |
| 塩分 | 1.2g | リン | 127mg |

Column
鶏胸肉は皮つきを選ぶ

鶏肉は比較的たんぱく質が多い種類の肉です。鶏肉を食べるときは、特にたんぱく質が多い鶏ささみを避け、胸肉やもも肉を選ぶのがおすすめ。鶏胸肉なら皮つきのほうが食べられる量が増え、料理にボリュームが出るので満足感も得られます。

第1章 肉類　たんぱく質が多いもの

魚介類

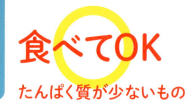

食べてOK
たんぱく質が少ないもの

魚介類にはたんぱく質が豊富に含まれていますが、魚の脂は血中コレステロールを下げるため、腎機能に悪影響を及ぼす動脈硬化の予防に効果的です。CKDのステージに応じて指示されたたんぱく質量を守りながら、魚介類もバランスよく食べるようにしましょう。

1食あたりたんぱく質8g目安 で食べられる量

アサリ
約60個607g・可食部182g

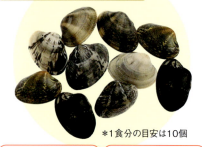

＊1食分の目安は10個

- エネルギー 53kcal
- カリウム 255mg
- 塩分 3.6g
- リン 149mg

ハマグリ
約18個445g・可食部178g

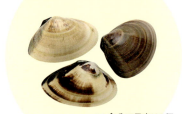

＊1食分の目安は3個

- エネルギー 62kcal
- カリウム 285mg
- 塩分 3.6g
- リン 171mg

カキ・養殖
約5と1/2個326g・可食部163g

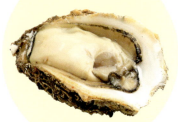

＊1食分の目安は1個

- エネルギー 95kcal
- カリウム 310mg
- 塩分 2.0g
- リン 163mg

シジミ
約138個552g・可食部138g

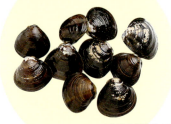

＊1食分の目安は10個

- エネルギー 75kcal
- カリウム 115mg
- 塩分 0.6g
- リン 166mg

第1章 魚介類 たんぱく質が少ないもの

ホタテ
約4/5個160g・可食部80g

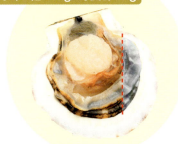

エネルギー 53kcal	カリウム 248mg
塩分 0.6g	リン 168mg

ホタルイカ
約7はい68g

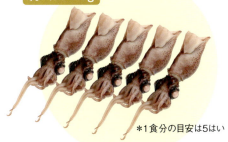

＊1食分の目安は5はい

エネルギー 76kcal	カリウム 299mg
塩分 0.7g	リン 175mg

ウニ
約7貫分68g

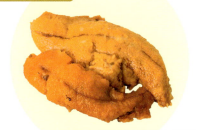

＊1食分の目安はすし1貫分

エネルギー 74kcal	カリウム 231mg
塩分 0.4g	リン 265mg

ズワイガニ

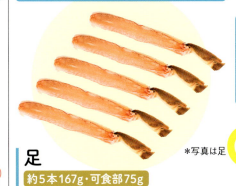

＊写真は足

足
約5本167g・可食部75g

エネルギー 44kcal	カリウム 233mg
塩分 0.6g	リン 128mg

水煮缶
約1缶65g

エネルギー 45kcal	カリウム 14mg
塩分 1.1g	リン 78mg

ツナ

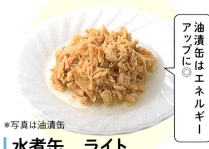

＊写真は油漬缶

油漬缶はエネルギーアップに◎

水煮缶　ライト
約1缶61g

エネルギー 43kcal	カリウム 140mg
塩分 0.3g	リン 98mg

油漬缶　ライト
約9/10缶55g

エネルギー 146kcal	カリウム 127mg
塩分 0.5g	リン 88mg

食べてOK

つみれ*
約3と1/2個67g

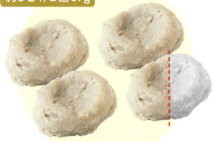

エネルギー 70kcal	カリウム 121mg
塩分 0.9g	リン 80mg

カラフトシシャモ・生干し
約3尾63g

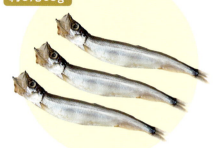

エネルギー 101kcal	カリウム 126mg
塩分 0.9g	リン 227mg

ヤリイカ
約2/5はい81g・可食部61g

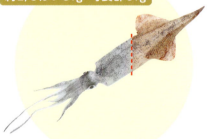

エネルギー 48g	カリウム 183mg
塩分 0.2g	リン 171mg

桜エビ・ゆで
60g

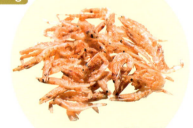

*1食分の目安は20g

エネルギー 49kcal	カリウム 150mg
塩分 1.3g	リン 216mg

スルメイカ
約2/5はい86g・可食部60g

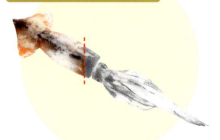

エネルギー 46kcal	カリウム 180mg
塩分 0.3g	リン 150mg

イサキ
約2/5尾102g・可食部56g

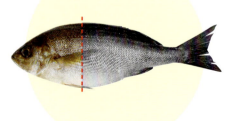

エネルギー 65kcal	カリウム 168mg
塩分 0.2g	リン 123mg

*「アミノ酸組成によるたんぱく質」ではなく「たんぱく質」の数値で計算しています。

サバ缶詰

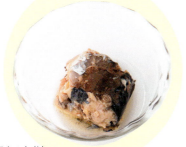

＊写真は水煮缶

みそ煮缶に比べ水煮缶はたんぱく質が多いので注意！

みそ煮
約1と1/2片59g

| エネルギー | 124kcal | カリウム | 148mg |
| 塩分 | 0.6g | リン | 148mg |

水煮
約1と1/8片46g

| エネルギー | 80kcal | カリウム | 120mg |
| 塩分 | 0.4g | リン | 87mg |

マダラ
約3/5切れ56g

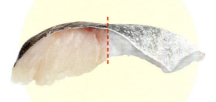

| エネルギー | 40kcal | カリウム | 196mg |
| 塩分 | 0.2g | リン | 129mg |

アユ・養殖
約1と1/4尾110g・可食部55g

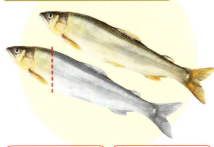

| エネルギー | 76kcal | カリウム | 198mg |
| 塩分 | 0.1g | リン | 176mg |

伊達巻*
約1と2/3切れ55g

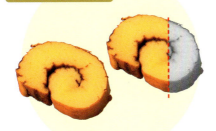

| エネルギー | 105kcal | カリウム | 61mg |
| 塩分 | 0.5g | リン | 66mg |

タチウオ
約1/2尾55g

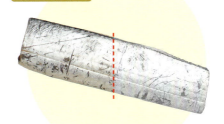

| エネルギー | 131kcal | カリウム | 160mg |
| 塩分 | 0.1g | リン | 99mg |

第1章 魚介類 たんぱく質が少ないもの

＊「アミノ酸組成によるたんぱく質」ではなく「たんぱく質」の数値で計算しています。

食べてOK

キンメダイ
3/4切れ 55g

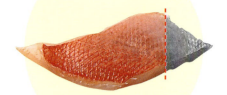

| エネルギー 81kcal | カリウム 182mg |
| 塩分 0.1g | リン 270mg |

アナゴ
約9/10尾 55g

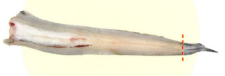

| エネルギー 80kcal | カリウム 204mg |
| 塩分 0.2g | リン 116mg |

ニシン
小2/3尾 98g・可食部 54g

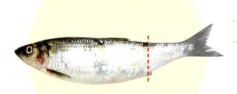

| エネルギー 106kcal | カリウム 189mg |
| 塩分 0.2g | リン 130mg |

甘エビ
約7と1/2尾 151g・可食部 53g

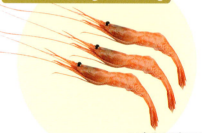

＊1食分の目安は3尾

| エネルギー 45kcal | カリウム 164mg |
| 塩分 0.4g | リン 127mg |

タコ・ゆで
足約2/3本 52g

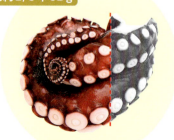

| エネルギー 47kcal | カリウム 125mg |
| 塩分 0.3g | リン 62mg |

メカジキ
約1/2切れ 53g

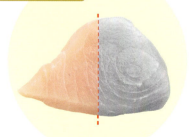

| エネルギー 74kcal | カリウム 233mg |
| 塩分 0.1g | リン 138mg |

> **Column**
> # 加工食品は低たんぱくでも塩分に気をつけよう

　魚の加工食品はたんぱく質が少なくても塩分が多いため、とり過ぎに注意が必要です。食べる量を少し控えめにしましょう。

たんぱく質8g目安で食べられる量

はんぺん*
約4/5枚81g

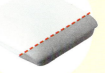

| エネルギー | 75kcal | カリウム | 130mg |
| 塩分 | 1.2g | リン | 89mg |

さつま揚げ
大1と1/8枚80g

| エネルギー | 93kcal | カリウム | 63mg |
| 塩分 | 1.6g | リン | 88mg |

魚肉ソーセージ
約4/5本78g

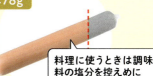

料理に使うときは調味料の塩分を控えめに

| エネルギー | 123kcal | カリウム | 55mg |
| 塩分 | 1.6g | リン | 156mg |

イカ塩辛
大さじ約3と1/2杯73g

塩分に要注意！

| エネルギー | 83kcal | カリウム | 124mg |
| 塩分 | 5.0g | リン | 153mg |

カニ風味かまぼこ
約8本71g

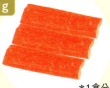

＊1食分の目安は3本

| エネルギー | 63kcal | カリウム | 54mg |
| 塩分 | 1.6g | リン | 55mg |

かまぼこ
約4と1/3切れ71g

＊1食分の目安は2切れ

| エネルギー | 66kcal | カリウム | 78mg |
| 塩分 | 1.8g | リン | 43mg |

焼きちくわ
約2本65g

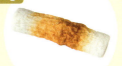

＊1食分の目安は1本

| エネルギー | 70kcal | カリウム | 37mg |
| 塩分 | 1.6g | リン | 65mg |

＊「アミノ酸組成によるたんぱく質」ではなく「たんぱく質」の数値で計算しています。

第1章 魚介類　たんぱく質が少ないもの

魚介類

注意が必要
たんぱく質が多いもの

種類や部位によって含まれるたんぱく質の量が異なるのは魚介類も同じです。ここではたんぱく質8g目安で食べられる量が少ない魚介類を紹介します。慢性腎臓病が進行し、たんぱく質の摂取量を抑える必要がある場合は、1食あたり8gを目安に、食べる量を調整するようにしましょう。

1食あたりたんぱく質8g目安で食べられる量

かつお削りぶし
12g

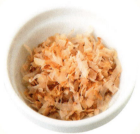

＊1食分の目安は6g

エネルギー	39kcal	カリウム	97mg
塩分	0.1g	リン	82mg

煮干し
5尾15g

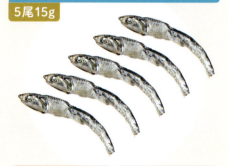

エネルギー	45kcal	カリウム	180mg
塩分	0.6g	リン	225mg

ホタテ貝柱・煮干し
2個16g

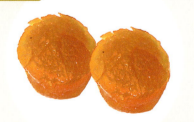

エネルギー	48kcal	カリウム	130mg
塩分	1.0g	リン	98mg

イクラ
軍艦巻き約1と1/2貫28g

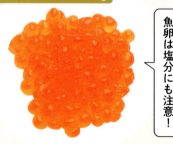

魚卵は塩分にも注意！

エネルギー	71kcal	カリウム	59mg
塩分	0.6g	リン	148mg

マイワシ

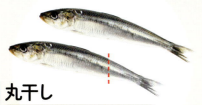

丸干し
約1と2/3尾34g・可食部29g

エネルギー	51kcal	カリウム	136mg
塩分	1.1g	リン	165mg

生
約1と1/5尾123g・可食部49g

エネルギー	76kcal	カリウム	132mg
塩分	0.1g	リン	113mg

サバ

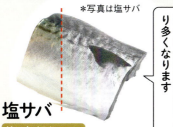

＊写真は塩サバ

> 特に塩サバはたんぱく質と塩分が他の種類より多くなります

塩サバ
約1/3切れ35g

エネルギー	92kcal	カリウム	105mg
塩分	0.6g	リン	70mg

ゴマサバ
約2/5切れ40g

エネルギー	52kcal	カリウム	168mg
塩分	0.1g	リン	104mg

マサバ
1/2切れ45g

エネルギー	95kcal	カリウム	149mg
塩分	0.1g	リン	99mg

スモークサーモン＊
約3切れ31g

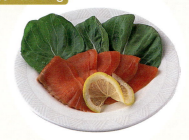

エネルギー	44kcal	カリウム	78mg
塩分	1.2g	リン	74mg

クロマグロ・赤身（天然）
約3と4/5切れ36g

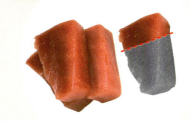

エネルギー	41kcal	カリウム	137mg
塩分	0g	リン	97mg

アンチョビ
約14尾37g

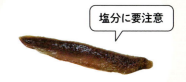

> 塩分に要注意

＊1食分の目安は1尾

エネルギー	58kcal	カリウム	52mg
塩分	4.8g	リン	67mg

第1章 魚介類　たんぱく質が多いもの

＊「アミノ酸組成によるたんぱく質」ではなく「たんぱく質」の数値で計算しています。

注意が必要

タラコ
3/4腹 38g

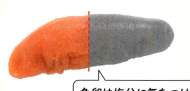

*1食分の目安は¼腹

魚卵は塩分に気をつけましょう

- エネルギー 50kcal
- 塩分 1.7g
- カリウム 114mg
- リン 148mg

カツオ・春獲り
約3切れ 39g

- エネルギー 42kcal
- 塩分 0g
- カリウム 168mg
- リン 109mg

シラス干し（微乾燥）
大さじ4杯 40g

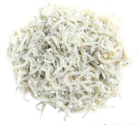

*1食分の目安は10g

- エネルギー 45kcal
- 塩分 1.7g
- カリウム 68mg
- リン 192mg

ウナギ・かば焼き
約2/7串 41g

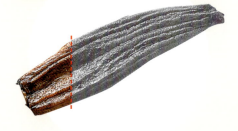

- エネルギー 117kcal
- 塩分 0.5g
- カリウム 123mg
- リン 123mg

ヒラメ・養殖
約1/2切れ 42g

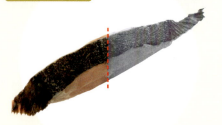

- エネルギー 48kcal
- 塩分 0g
- カリウム 185mg
- リン 101mg

シロサケ
約2/5切れ 42g

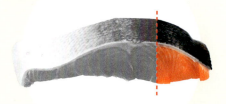

- エネルギー 52kcal
- 塩分 0.1g
- カリウム 147mg
- リン 101mg

第1章 魚介類 たんぱく質が多いもの

ブリ
約1/2切れ43g

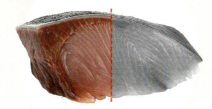

- エネルギー 95kcal
- 塩分 0g
- カリウム 163mg
- リン 56mg

辛子明太子
1/2腹43g

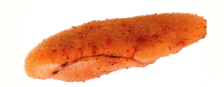

- エネルギー 52kcal
- 塩分 2.4g
- カリウム 77mg
- リン 125mg

サワラ
約2/5切れ44g

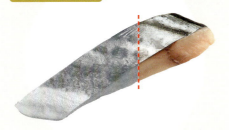

- エネルギー 71kcal
- 塩分 0.1g
- カリウム 216mg
- リン 97mg

マダイ・養殖
約3/5切れ44g

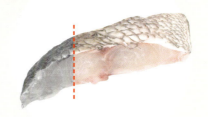

- エネルギー 70kcal
- 塩分 0g
- カリウム 198mg
- リン 106mg

ホッケ・開き干し
約2/5身68g・可食部44g

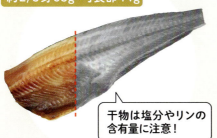

干物は塩分やリンの含有量に注意！

- エネルギー 71kcal
- 塩分 0.8g
- カリウム 172mg
- リン 145mg

クルマエビ
約2と1/2尾98g・可食部44g

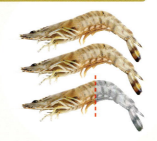

- エネルギー 40kcal
- 塩分 0.2g
- カリウム 189mg
- リン 136mg

注意が必要

マガレイ
約1/2切れ45g

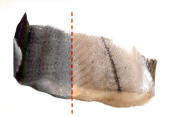

| エネルギー 40kcal | カリウム 149mg |
| 塩分 0.1g | リン 90mg |

シメサバ
約5枚46g

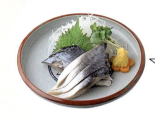

適量を守って食べよう

| エネルギー 134kcal | カリウム 92mg |
| 塩分 0.7g | リン 74mg |

サケ水煮缶（からふとます缶）
約1と1/4片47g

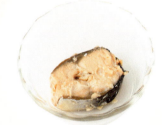

| エネルギー 68kcal | カリウム 141mg |
| 塩分 0.4g | リン 150mg |

クロマグロ・トロ（天然）
約5切れ48g

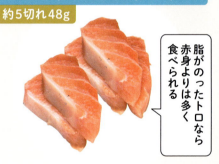

脂がのったトロなら赤身よりは多く食べられる

| エネルギー 148kcal | カリウム 110mg |
| 塩分 0.1g | リン 86mg |

マアジ
皮付き約2/3尾107g・可食部48g

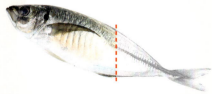

| エネルギー 54kcal | カリウム 173mg |
| 塩分 0.1g | リン 110mg |

カサゴ
約4/7尾137g・可食部48g

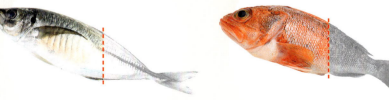

| エネルギー 40kcal | カリウム 149mg |
| 塩分 0.1g | リン 86mg |

サンマ
皮付き1/2尾75g・可食部49g

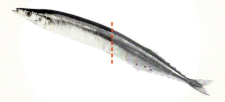

エネルギー 141kcal	カリウム 98mg
塩分 0.2g	リン 88mg

スズキ
7/10切れ49g

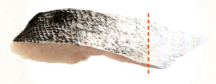

エネルギー 55kcal	カリウム 181mg
塩分 0.1g	リン 103mg

キス
小約3尾111g・可食部50g

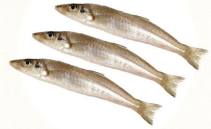

エネルギー 37kcal	カリウム 170mg
塩分 0.2g	リン 90mg

アマダイ
1/3尾100g・可食部50g

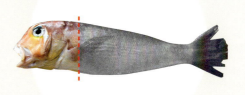

エネルギー 51kcal	カリウム 180mg
塩分 0.1g	リン 95mg

数の子・塩蔵水戻し
2と1/2本50g

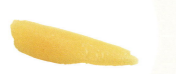

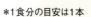

*1食分の目安は1本

エネルギー 40kcal	カリウム 1mg
塩分 0.6g	リン 47mg

芝エビ
約10尾102g・可食部51g

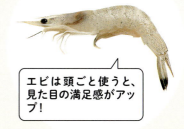

エビは頭ごと使うと、見た目の満足感がアップ！

エネルギー 40kcal	カリウム 133mg
塩分 0.3g	リン 138mg

第1章 魚介類 たんぱく質が多いもの

乳製品

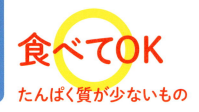

食べてOK
たんぱく質が少ないもの

乳製品でとれるたんぱく質には、体内で合成できない必須アミノ酸が含まれています。1食あたり3gを目安にたんぱく質の摂取量を守りつつ、食事から必須アミノ酸をとるよう心がけましょう。

1食あたりたんぱく質3g目安で食べられる量

生クリーム

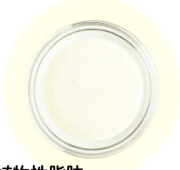

植物性脂肪
273g
- エネルギー 964kcal
- カリウム 183mg
- 塩分 0.3g
- リン 219mg

乳脂肪
188g
- エネルギー 760kcal
- カリウム 143mg
- 塩分 0.2g
- リン 158mg

牛乳

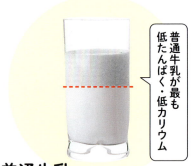

普通牛乳が最も低たんぱく・低カリウム

普通牛乳
コップ約1/2杯100g
- エネルギー 61kcal
- カリウム 150mg
- 塩分 0.1g
- リン 93mg

濃厚牛乳
コップ約1/2杯100g
- エネルギー 70kcal
- カリウム 170mg
- 塩分 0.1g
- リン 100mg

低脂肪乳
コップ約1/2杯90g
- エネルギー 38kcal
- カリウム 171mg
- 塩分 0.2g
- リン 81mg

第1章 乳製品

たんぱく質が少ないもの

ヨーグルト・ドリンクタイプ
コップ約1/2杯 117g

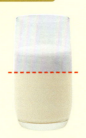

| エネルギー | 75kcal | カリウム | 152mg |
| 塩分 | 0.1g | リン | 94mg |

練乳

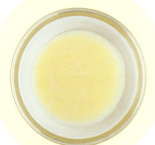

無糖・エバミルク
大さじ約2と1/2杯 48g

| エネルギー | 65kcal | カリウム | 158mg |
| 塩分 | 0.2g | リン | 101mg |

加糖・コンデンスミルク
大さじ約2と1/3杯 43g

| エネルギー | 135kcal | カリウム | 172mg |
| 塩分 | 0.1g | リン | 95mg |

ヨーグルト

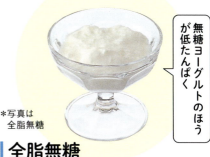

無糖ヨーグルトのほうが低たんぱく

*写真は全脂無糖

全脂無糖
90g

| エネルギー | 50kcal | カリウム | 153mg |
| 塩分 | 0.1g | リン | 90mg |

脱脂加糖
75g

| エネルギー | 49kcal | カリウム | 113mg |
| 塩分 | 0.2g | リン | 75mg |

クリームチーズ
40g

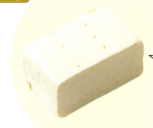

チーズを食べるなら、クリームチーズがオススメ

| エネルギー | 125kcal | カリウム | 28mg |
| 塩分 | 0.3g | リン | 34mg |

Column　やわらかいチーズならたんぱく質が少ない

チーズはやわらかいほどたんぱく質の含有量が少ない傾向にあります。チーズを食べるなら、クリームチーズのようにやわらかいものがおすすめです。

乳製品　注意が必要
たんぱく質が多いもの

乳製品のなかでも、チーズはたんぱく質が多く含まれます。チーズは脂質の量も多く、食べすぎると肥満を招くことも。食べる際は、たんぱく質だけでなく、脂質の量にも気をつけるようにしましょう。

1食あたりたんぱく質3g目安で食べられる量

パルメザンチーズ
大さじ約1杯7g

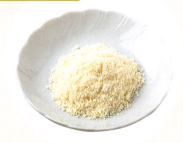

- エネルギー　31kcal
- カリウム　　8mg
- 塩分　　0.3g
- リン　　60mg

スキムミルク
大さじ約1と1/3杯10g

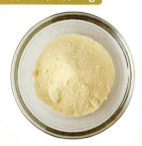

- エネルギー　35kcal
- カリウム　　180mg
- 塩分　　0.1g
- リン　　100mg

チェダーチーズ
約1と1/5枚13g

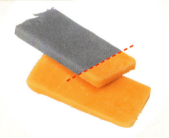

- エネルギー　51kcal
- カリウム　　11mg
- 塩分　　0.3g
- リン　　65mg

ナチュラルチーズ・調理用
13g

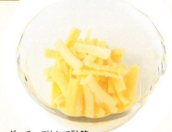

＊チェダーチーズとして計算

- エネルギー　51kcal
- カリウム　　11mg
- 塩分　　0.3g
- リン　　65mg

プロセスチーズ
14g

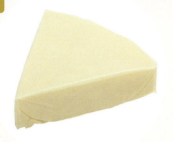

エネルギー 44kcal	カリウム 8mg
塩分 0.4g	リン 102mg

スライスチーズ
約3/4枚14g

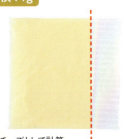

＊プロセスチーズとして計算

エネルギー 44kcal	カリウム 8mg
塩分 0.4g	リン 102mg

モッツァレラチーズ＊
約2/3枚16g

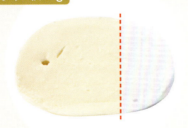

エネルギー 43kcal	カリウム 3mg
塩分 0g	リン 42mg

カマンベールチーズ
約1/6個17g

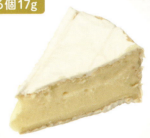

エネルギー 49kcal	カリウム 20mg
塩分 0.3g	リン 56mg

ブルーチーズ
17g

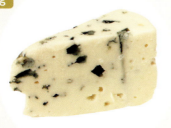

エネルギー 55kcal	カリウム 20mg
塩分 0.6g	リン 75mg

カッテージチーズ
23g

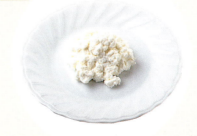

エネルギー 23kcal	カリウム 12mg
塩分 0.2g	リン 30mg

＊「アミノ酸組成によるたんぱく質」ではなく「たんぱく質」の数値で計算しています。

第1章 乳製品 たんぱく質が多いもの

> Column

たんぱく質豊富な卵は、とり過ぎに気をつけましょう

　たんぱく質を豊富に含む卵は、とり過ぎに注意が必要な食材です。ただ、卵のたんぱく質は体内で作ることができない必須アミノ酸を含み、栄養価が非常に高いのも事実。

　鶏卵よりたんぱく質が少ないうずら卵を選んで量を調整するなどして、バランスのよい食生活に役立てましょう。

卵1個あたりに含まれる栄養成分

鶏卵・全卵
M玉1個・可食部50g

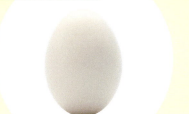

エネルギー 71kcal	カリウム 65mg
たんぱく質 5.7g	リン 85mg
塩分 0.2g	

鶏卵・卵白
M玉1個分33g

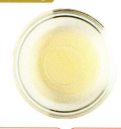

エネルギー 15kcal	カリウム 46mg
たんぱく質 3.1g	リン 4mg
塩分 0.2g	

鶏卵・卵黄
M玉1個分17g

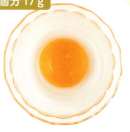

エネルギー 57kcal	カリウム 17mg
たんぱく質 2.3g	リン 92mg
塩分 0g	

卵のサイズと重さの目安
（殻付き1個あたり）

S玉 …… 46〜52g
MS玉 … 52〜58g
M玉 …… 58〜64g
L玉 …… 64〜70g

卵の重量6gにつきたんぱく質量は0.7g増減する。

うずら卵
1個・可食部10g

- エネルギー 16kcal
- たんぱく質 1.1g
- 塩分 0g
- カリウム 15mg
- リン 22mg

うずら卵・水煮
1個8g

- エネルギー 13kcal
- たんぱく質 0.8g
- 塩分 0g
- カリウム 2mg
- リン 13mg

第1章 卵 Column

卵はどうやって食べるのが正解？

卵の栄養成分はゆでてもほとんど変わりませんが、焼いたり炒ったりすると変化が生じます。特に、油を使った調理法だとエネルギーが高くなります。そのため、エネルギーを確保したいときは、目玉焼きや卵焼きにして食べるのがおすすめです。ただし、味つけは減塩を心がけるようにしましょう。なお、リンの数値はほとんど変わりません。

ゆで卵
M玉1個分

マヨネーズをつけるとエネルギーアップに！

- エネルギー 67kcal
- たんぱく質 5.6g
- 塩分 0.2g
- カリウム 65mg

目玉焼き
M玉1個、油4gを使った場合

- エネルギー 106kcal
- たんぱく質 5.7g
- 塩分 0.2g
- カリウム 65mg

卵そぼろ
M玉1個、砂糖3g、塩0.3g、料理酒5gを使った場合

- エネルギー 88kcal
- たんぱく質 5.7g
- 塩分 0.5g
- カリウム 66mg

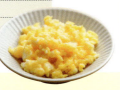

卵焼き
M玉1個、砂糖3g、しょうゆ3g、油4gを使った場合

- エネルギー 120kcal
- たんぱく質 5.9g
- 塩分 0.6g
- カリウム 77mg

穀類

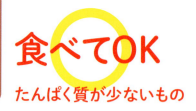

食べてOK
たんぱく質が少ないもの

たんぱく質の量に気をつけていると、
食事全体のエネルギーが少なくなりがちです。
必要なエネルギー量を確保するため、1食あたりたんぱく質3gを目安に
毎回の食事で適量の主食をしっかり食べるようにしましょう。

1食あたりたんぱく質3g目安で食べられる量

おかゆ・全かゆ
約1と1/3杯333g（1杯250g）

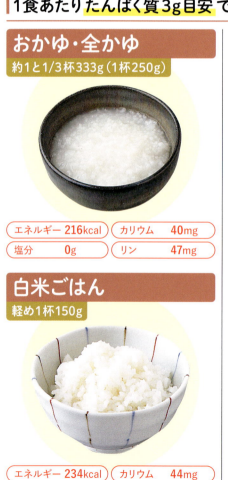

| エネルギー | 216kcal | カリウム | 40mg |
| 塩分 | 0g | リン | 47mg |

白米ごはん
軽め1杯150g

| エネルギー | 234kcal | カリウム | 44mg |
| 塩分 | 0g | リン | 51mg |

うどん

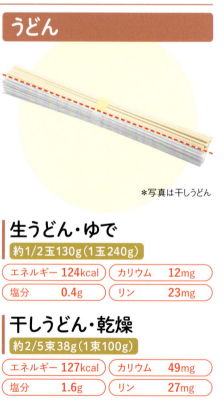

*写真は干しうどん

生うどん・ゆで
約1/2玉130g（1玉240g）

| エネルギー | 124kcal | カリウム | 12mg |
| 塩分 | 0.4g | リン | 23mg |

干しうどん・乾燥
約2/5束38g（1束100g）

| エネルギー | 127kcal | カリウム | 49mg |
| 塩分 | 1.6g | リン | 27mg |

第1章 穀類 — たんぱく質が少ないもの

玄米ごはん
5/6杯125g（1杯150g）

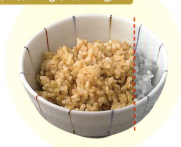

| エネルギー 190kcal | カリウム 119mg |
| 塩分 0g | リン 163mg |

赤飯
約3/5杯83g（1杯150g）

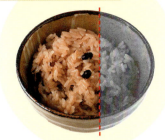

| エネルギー 154kcal | カリウム 59mg |
| 塩分 0g | リン 28mg |

もち
約1と2/3個83g（1個50g）

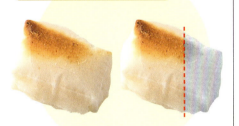

| エネルギー 185kcal | カリウム 27mg |
| 塩分 0g | リン 18mg |

そば

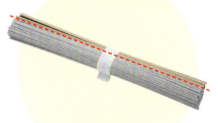

*写真は干しそば

生そば・ゆで
約2/5玉77g（1玉180g）

| エネルギー 100kcal | カリウム 26mg |
| 塩分 0g | リン 62mg |

干しそば・乾燥
約1/3束26g（1束100g）

| エネルギー 89kcal | カリウム 68mg |
| 塩分 0.6g | リン 60mg |

ビーフン
約3/5人分52g（1人分80g）

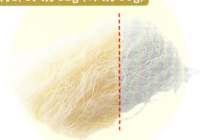

| エネルギー 187kcal | カリウム 17mg |
| 塩分 0g | リン 31mg |

穀類

注意が必要
たんぱく質が多いもの

穀物は炭水化物が豊富な食材としてよく知られていますが、たんぱく質の含有量も少なくありません。
主食の穀物を選ぶ際は、含まれるたんぱく質量を確認し、適切な量を食べるようにしましょう。

1食あたりたんぱく質3g目安 で食べられる量

パン粉・乾燥
大さじ8杯24g

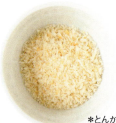

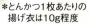
＊とんかつ1枚あたりの揚げ衣は10g程度

エネルギー	84kcal	カリウム	38mg
塩分	0.3g	リン	29mg

スパゲティ／マカロニ・乾燥
25g

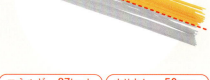

エネルギー	87kcal	カリウム	50mg
塩分	0g	リン	33mg

オートミール
25g

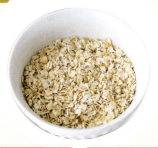

エネルギー	88kcal	カリウム	65mg
塩分	0g	リン	93mg

アマランサス
大さじ約2杯27g

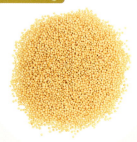

エネルギー	93kcal	カリウム	162mg
塩分	0g	リン	146mg

第1章 穀類 たんぱく質が多いもの

小麦粉

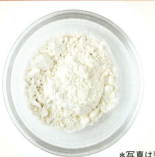

＊写真は薄力粉

全粒粉
大さじ約3杯26g

| エネルギー | 83kcal | カリウム | 86mg |
| 塩分 | 0g | リン | 81mg |

強力粉
大さじ3杯27g

| エネルギー | 91kcal | カリウム | 24mg |
| 塩分 | 0g | リン | 17mg |

薄力粉
大さじ4杯と1/3杯39g

| エネルギー | 136kcal | カリウム | 43mg |
| 塩分 | 0g | リン | 23mg |

そうめん・乾燥
約2/3束34g（1束50g）

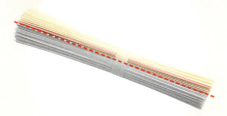

| エネルギー | 113kcal | カリウム | 41mg |
| 塩分 | 1.3g | リン | 24mg |

あわ
大さじ約2と1/2杯29g

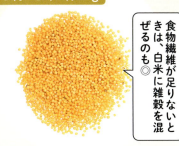

食物繊維が足りないときは、白米に雑穀を混ぜるのも◎

| エネルギー | 100kcal | カリウム | 87mg |
| 塩分 | 0g | リン | 81mg |

きび
大さじ2と1/2杯30g

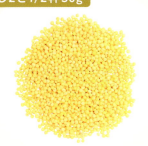

| エネルギー | 106kcal | カリウム | 60mg |
| 塩分 | 0g | リン | 48mg |

中華麺・生
約1/4玉35g（1玉130g）

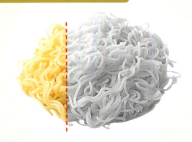

| エネルギー | 87kcal | カリウム | 123mg |
| 塩分 | 0.4g | リン | 23mg |

豆・豆製品

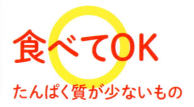

食べてOK
たんぱく質が少ないもの

豆は食物繊維が豊富で、腎臓に負担をかける肥満の予防・解消に効果的。1食あたりたんぱく質4gを目安に取り入れましょう。なかでも大豆には、コレステロールを低下させ、血圧上昇を抑える成分も含まれます。なお、豆乳や豆腐のような加工品のほうがたんぱく質の摂取量を抑えられます。

1食あたりたんぱく質4g目安で食べられる量

豆乳

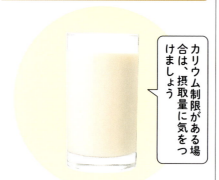

> カリウム制限がある場合は、摂取量に気をつけましょう

調整
128g（約125ml）
- エネルギー 78kcal
- カリウム 218mg
- 塩分 0.1g
- リン 56mg

無調整
118g（約110ml）
- エネルギー 51kcal
- カリウム 224mg
- 塩分 0g
- リン 56mg

あんこ

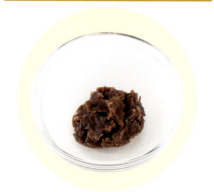

つぶあん
大さじ約4杯82g
- エネルギー 196kcal
- カリウム 131mg
- 塩分 0.1g
- リン 60mg

こしあん
大さじ約2と1/2杯47g
- エネルギー 69kcal
- カリウム 28mg
- 塩分 0g
- リン 40mg

充てん豆腐
約1/2パック78g

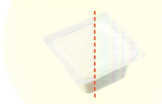

| エネルギー 44kcal | カリウム 156mg |
| 塩分 0g | リン 65mg |

絹豆腐
1/4丁75g

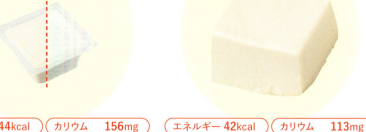

| エネルギー 42kcal | カリウム 113mg |
| 塩分 0g | リン 51mg |

木綿豆腐
1/5丁60g

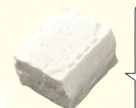

大豆製品に含まれる成分は動脈硬化の予防に効果あり

| エネルギー 44kcal | カリウム 66mg |
| 塩分 0g | リン 53mg |

インゲン豆・ゆで
55g

| エネルギー 70kcal | カリウム 226mg |
| 塩分 0g | リン 77mg |

ひよこ豆・ゆで
50g

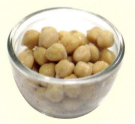

| エネルギー 75kcal | カリウム 175mg |
| 塩分 0g | リン 60mg |

厚揚げ
約1/4個39g

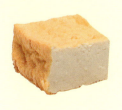

| エネルギー 56kcal | カリウム 47mg |
| 塩分 0g | リン 59mg |

第1章 豆・豆製品 たんぱく質が少ないもの

豆・豆製品 注意が必要
たんぱく質が多いもの

豆には植物性たんぱく質が多く含まれています。
特に大豆はきなこや納豆を含め、たんぱく質が多めです。
たんぱく質をとり過ぎないよう、食べる量には気をつけましょう。
また、豆は炒るよりもゆでたり煮たりするとカリウムが減ります。

1食あたりたんぱく質4g目安で食べられる量

大豆・炒り
11g

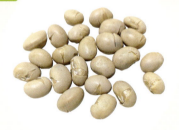

| エネルギー | 47kcal | カリウム | 220mg |
| 塩分 | 0g | リン | 78mg |

きなこ
大さじ約1と1/2杯12g

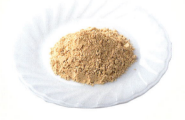

| エネルギー | 54kcal | カリウム | 240mg |
| 塩分 | 0g | リン | 79mg |

ゆば・生
約1/2枚19g

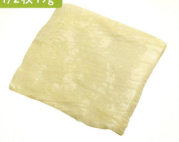

| エネルギー | 41kcal | カリウム | 55mg |
| 塩分 | 0g | リン | 48mg |

そらまめ・フライビーンズ
21g

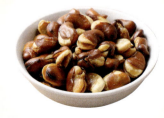

| エネルギー | 92kcal | カリウム | 149mg |
| 塩分 | 0.4g | リン | 92mg |

グリンピース・揚げ豆
24g

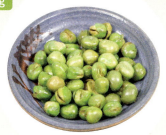

エネルギー 90kcal	カリウム 204mg
塩分 0.2g	リン 108mg

納豆
28g（1パック40g）

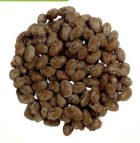

エネルギー 52kcal	カリウム 193mg
塩分 0g	リン 62mg

大豆・ゆで
28g

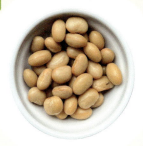

エネルギー 46kcal	カリウム 148mg
塩分 0g	リン 53mg

黒豆・ゆで
29g

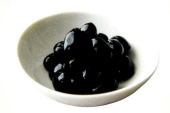

エネルギー 45kcal	カリウム 139mg
塩分 0g	リン 64mg

ぶどう豆
30g

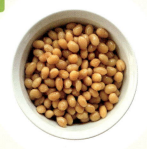

エネルギー 80kcal	カリウム 99mg
塩分 0.5g	リン 60mg

Column
乾燥豆はゆでればカリウムが減る

スーパーマーケットなどでは、乾燥状態の豆をよく見かけます。乾燥豆の栄養成分表示を見ると、カリウムの数値はかなり高いのですが、食べる前にゆでたり煮たりすることでカリウムの量は減少します。調理後のカリウム量を参考に、食べる量を調整しましょう。

第1章 豆・豆製品 たんぱく質が多いもの

Column

でんぷん製品・ジャム類・調味料・お菓子でエネルギー補給

たんぱく質や塩分を控えめにすると、食べる量が少なくなり、エネルギーが不足することがあります。腎機能を守るためには、1食に必要なエネルギーをしっかり確保することが大切です。「でんぷん製品」「ジャム類」「調味料・お菓子」を上手に活用して、不足しがちなエネルギーをしっかり補いましょう。

エネルギー補給の味方 ❶　でんぷん製品

片栗粉
大さじ1杯 10g

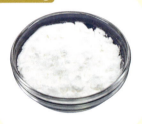

- エネルギー 34kcal
- カリウム 3mg
- たんぱく質 0g*
- リン 4mg
- 塩分 0g

くずきり・ゆで
1食分 75g

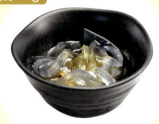

- エネルギー 100kcal
- カリウム Tr
- たんぱく質 0.1g*
- リン 4mg
- 塩分 0g

緑豆春雨・乾燥
15g

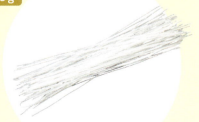

- エネルギー 52kcal
- カリウム 2mg
- たんぱく質 0g*
- リン 2mg
- 塩分 0g

活用のコツ
料理にプラスしてボリュームを出す

手軽にエネルギー補給するには、いつもの料理に水溶き片栗粉を加えてとろみをつけたり、くずきりや緑豆春雨を加えてカサ増したりするのがおすすめ。ゆでたくずきりは間食としてそのまま食べることもできる。くず粉（片栗粉）を水で溶かして加熱し、砂糖やはちみつで甘みを足したくず湯を飲むのもエネルギーアップになる。

＊「アミノ酸組成によるたんぱく質」ではなく「たんぱく質」の数値で計算しています。

エネルギー補給の味方 ❷ ジャム類

マーマレード
大さじ1杯20g

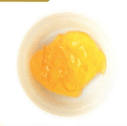

- エネルギー 47kcal
- たんぱく質 0g
- 塩分 0g
- カリウム 5mg
- リン 1mg

ブルーベリージャム
大さじ1杯20g

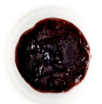

- エネルギー 35kcal
- たんぱく質 0.1g
- 塩分 0g
- カリウム 15mg
- リン 2mg

活用のコツ

ひと味加えてエネルギーアップする

ジャムはパンやヨーグルトと相性がよく、種類も豊富なので好みの味を選ぶ楽しみもある。血糖値が高い人は、糖度40%以上55%未満の低糖度のジャムを選ぶとよい。
そのほか、パンやホットケーキに添えるなら、低たんぱくで高エネルギーなバターもおすすめ。

エネルギー補給の味方 ❸ 調味料・お菓子

メープルシロップ
大さじ1杯20g

活用のコツ
ホットケーキにかけたり、ドレッシングに混ぜたりしよう。

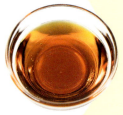

- エネルギー 53kcal
- たんぱく質 0g*
- 塩分 0g
- カリウム 46mg
- リン 0mg

シャーベット
1スクープ72g

活用のコツ
アイスクリームよりたんぱく質が少ないので、間食におすすめ。

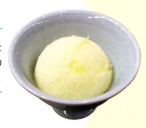

- エネルギー 92kcal
- たんぱく質 0.6g*
- 塩分 0g
- カリウム 68mg
- リン 16mg

＊「アミノ酸組成によるたんぱく質」ではなく「たんぱく質」の数値で計算しています。

くだもの 食べてOK

カリウムが少ないもの

くだものは、ビタミンや食物繊維が豊富なので
カリウムのとり過ぎに気をつけつつ、1日120ｇを目安にとりたい食材です。
くだものは種や皮など廃棄部分があるため、
食べられる量（可食部）120ｇあたりの栄養成分を表示しています。

可食部120gあたりに含まれるカリウムが少ないもの

ブルーベリー
60粒（10粒20g）

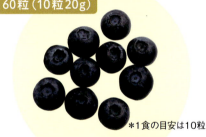

＊1食の目安は10粒

- エネルギー 58kcal
- カリウム 84mg
- たんぱく質 0.4g
- リン 11mg
- 塩分 0g

みかん缶詰
果肉1/2缶分（1缶240g）

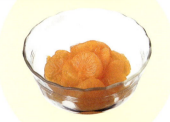

- エネルギー 76kcal
- カリウム 90mg
- たんぱく質 0.6g＊
- リン 10mg
- 塩分 0g

桃缶詰・白桃
2と1/5個（1個50g）

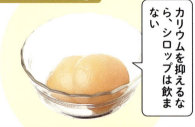

カリウムを抑えるなら、シロップは飲まない

- エネルギー 98kcal
- カリウム 96mg
- たんぱく質 0.4g
- リン 11mg
- 塩分 0g

りんご（皮むき）
約3/5個（中1個250g・可食部213g）

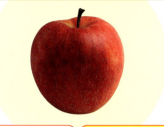

- エネルギー 64kcal
- カリウム 144mg
- たんぱく質 0.1g
- リン 14mg
- 塩分 0g

＊「アミノ酸組成によるたんぱく質」ではなく「たんぱく質」の数値で計算しています。

第1章 くだもの

カリウムが少ないもの

すいか
1/16個（1玉3200g・可食部1920g）

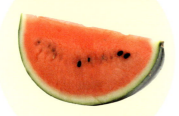

- エネルギー 49kcal
- たんぱく質 0.4g
- 塩分 0g
- カリウム 144mg
- リン 10mg

パイナップル缶詰
3個（1個40g）

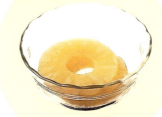

- エネルギー 91kcal
- たんぱく質 0.4g
- 塩分 0g
- カリウム 144mg
- リン 8mg

ぶどう・巨峰
約1/3房（1房400g・可食部340g）

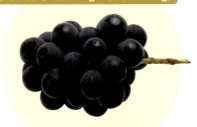

- エネルギー 70kcal
- たんぱく質 0.2g
- 塩分 0g
- カリウム 156mg
- リン 18mg

洋なし
約5/7個（中1個200g・可食部170g）

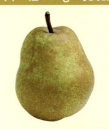

- エネルギー 58kcal
- たんぱく質 0.2g
- 塩分 0g
- カリウム 168mg
- リン 16mg

和なし
約1/2個（中1個300g・可食部255g）

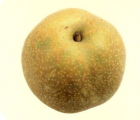

- エネルギー 46kcal
- たんぱく質 0.2g
- 塩分 0g
- カリウム 168mg
- リン 13mg

グレープフルーツ
約3/5個（1個300g・可食部210g）

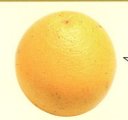

たんぱく質はやや多めなので注意

- エネルギー 48kcal
- たんぱく質 0.6g
- 塩分 0g
- カリウム 168mg
- リン 20mg

食べてOK

バレンシアオレンジ
1個（1個200g・可食部120g）

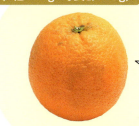

たんぱく質はやや多めなので注意

- エネルギー 50kcal
- たんぱく質 0.8g
- 塩分 0g
- カリウム 168mg
- リン 29mg

パイナップル
約1/7個（1個1440g・可食部792g）

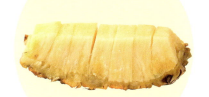

- エネルギー 65kcal
- たんぱく質 0.5g
- 塩分 0g
- カリウム 180mg
- リン 11mg

みかん
1と1/2個（中1個100g・可食部80g）

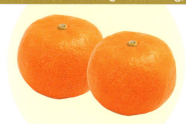

- エネルギー 59kcal
- たんぱく質 0.5g
- 塩分 0g
- カリウム 180mg
- リン 18mg

すもも
約2個（中1個60g・可食部56g）

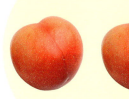

- エネルギー 55kcal
- たんぱく質 0.5g
- 塩分 0g
- カリウム 180mg
- リン 17mg

びわ
約3と1/2個（中1個50g・可食部35g）

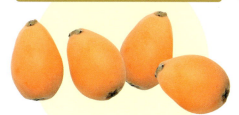

- エネルギー 49kcal
- たんぱく質 0.2g
- 塩分 0g
- カリウム 192mg
- リン 11mg

マンゴー
約2/5個（1個450g・可食部293g）

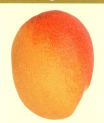

たんぱく質はやや多めなので注意

- エネルギー 82kcal
- たんぱく質 0.6g
- 塩分 0g
- カリウム 204mg
- リン 14mg

第1章 くだもの カリウムが少ないもの

いちじく
約2個（中1個60g・可食部51g）

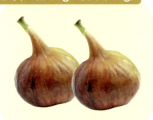

- エネルギー 68kcal
- たんぱく質 0.5g
- 塩分 0g
- カリウム 204mg
- リン 19mg

柿
約2/3個（1個200g・可食部182g）

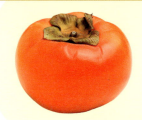

- エネルギー 76kcal
- たんぱく質 0.4g
- 塩分 0g
- カリウム 204mg
- リン 17mg

いちご
8個（中1個15g）

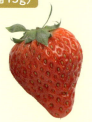

- エネルギー 37kcal
- たんぱく質 0.8g
- 塩分 0g
- カリウム 204mg
- リン 37mg

はっさく
約2/3個（1個300g・可食部195g）

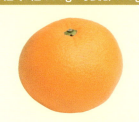

- エネルギー 56kcal
- たんぱく質 0.6g
- 塩分 0g
- カリウム 216mg
- リン 20mg

桃
約3/4個（1個200g・可食部170g）

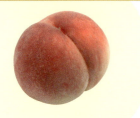

- エネルギー 46kcal
- たんぱく質 0.5g
- 塩分 0g
- カリウム 216mg
- リン 22mg

夏みかん・甘夏
約3/4個（1個300g・可食部165g）

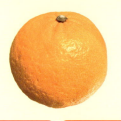

- エネルギー 50kcal
- たんぱく質 0.6g
- 塩分 0g
- カリウム 228mg
- リン 25mg

くだもの ⚠ 注意が必要
カリウムが多いもの

カリウムの摂取量を制限する指示が出たら、くだものの種類や食べる量にも注意します。特にドライフルーツやアボカド、バナナはカリウムが多いです。医師や管理栄養士から指示された量を守って食べるよう心がけましょう。

可食部120gあたりに含まれるカリウムが多いくだもの

バナナ・乾燥 120g

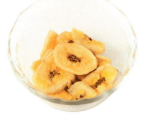

- エネルギー 377kcal
- カリウム 1560mg
- たんぱく質 2.9g
- リン 101mg
- 塩分 0g

干しぶどう 120g

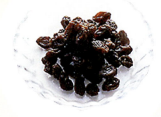

- エネルギー 389kcal
- カリウム 888mg
- たんぱく質 2.4g
- リン 108mg
- 塩分 0g

干しプルーン 15粒（1粒8g）

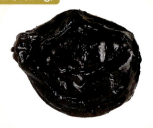

- エネルギー 253kcal
- カリウム 876mg
- たんぱく質 1.9g
- リン 83mg
- 塩分 0g

干し柿 約4個（1個30g・可食部28g）

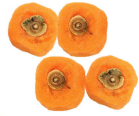

- エネルギー 329kcal
- カリウム 804mg
- たんぱく質 1.2g
- リン 74mg
- 塩分 0g

第1章 くだもの　カリウムが多いもの

アボカド
6/7個（1個200g・可食部140g）

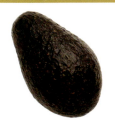

- エネルギー 211kcal
- たんぱく質 1.9g
- 塩分 0g
- カリウム 708mg
- リン 62mg

バナナ
中1本（可食部120g）

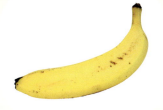

- エネルギー 112kcal
- たんぱく質 0.8g
- 塩分 0g
- カリウム 432mg
- リン 32mg

メロン・マスクメロン
1/5個（1玉1200g・可食部600g）

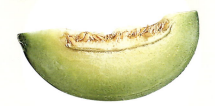

- エネルギー 48kcal
- たんぱく質 0.8g
- 塩分 0g
- カリウム 408mg
- リン 25mg

キウイフルーツ
1と1/2個（1個100g・可食部85g）

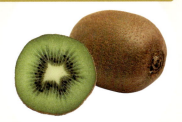

- エネルギー 61kcal
- たんぱく質 1.0g
- 塩分 0g
- カリウム 360mg
- リン 36mg

アメリカンチェリー
約10粒（1粒13g・可食部12g）

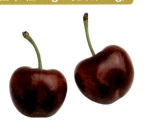

- エネルギー 77kcal
- たんぱく質 1.2g
- 塩分 0g
- カリウム 312mg
- リン 28mg

さくらんぼ
約26粒（1粒5g・可食部4.5g）

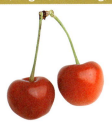

- エネルギー 77kcal
- たんぱく質 1.0g
- 塩分 0g
- カリウム 252mg
- リン 20mg

種実

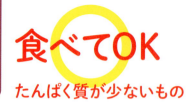

食べてOK たんぱく質が少ないもの

種実類に含まれている脂には血中コレステロールを下げる成分が含まれており、動脈硬化を防ぐ効果があります。
たんぱく質やカリウムの量が比較的多いため、1日20gを目安に安心して食べられるものをチェックしておきましょう。

可食部20gあたりに含まれるたんぱく質が少ない種実

和栗甘露煮
1と1/3粒（1粒15g）

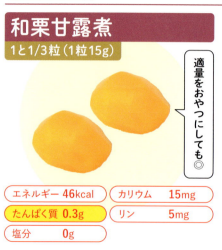

適量をおやつにしても◎

- エネルギー 46kcal
- カリウム 15mg
- たんぱく質 0.3g
- リン 5mg
- 塩分 0g

ぎんなん・ゆで
10個（1個2g）

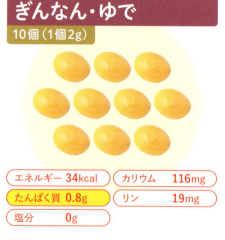

- エネルギー 34kcal
- カリウム 116mg
- たんぱく質 0.8g
- リン 19mg
- 塩分 0g

甘栗
約3と1/2粒（1粒7g・可食部6g）

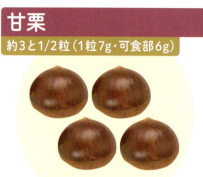

- エネルギー 41kcal
- カリウム 112mg
- たんぱく質 0.9g
- リン 22mg
- 塩分 0g

マカダミアナッツ・いり（味つけ）
10粒（1粒2g）

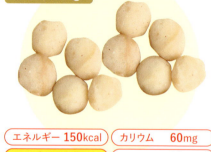

- エネルギー 150kcal
- カリウム 60mg
- たんぱく質 1.5g
- リン 28mg
- 塩分 0.1g

種実 — 注意が必要
たんぱく質が多いもの

第1章 種実／たんぱく質が少ないもの／たんぱく質が多いもの

種実類は高たんぱくで高カリウムのものが多く、脂質やエネルギーも高いのでとり過ぎには注意が必要です。そのため、たんぱく質やカリウムの摂取量を抑えていたり、減量していたりする場合は食べ過ぎに気をつけましょう。

可食部20gに含まれるたんぱく質が多い種実

かぼちゃの種・いり
20g

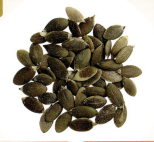

- エネルギー 118kcal
- カリウム 168mg
- たんぱく質 5.1g
- リン 220mg
- 塩分 0g

落花生・いり
約10粒（1粒2g）

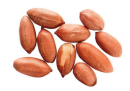

- エネルギー 123kcal
- カリウム 152mg
- たんぱく質 4.7g
- リン 78mg
- 塩分 0g

バターピーナッツ
25粒（5粒4g）

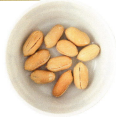

- エネルギー 122kcal
- カリウム 140mg
- たんぱく質 4.5g
- リン 76mg
- 塩分 0.1g

ピーナッツバター
20g

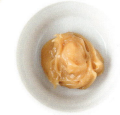

- エネルギー 120kcal
- カリウム 130mg
- たんぱく質 3.9g
- リン 74mg
- 塩分 0.2g

野菜 食べてOK

カリウムが少ないもの

野菜にはビタミンやミネラル、食物繊維が豊富に含まれ、腎臓に負担をかける肥満や動脈硬化の予防に効果的です。
そのため野菜は1食あたり50g目安で食べるのがおすすめ。
皮などの廃棄部分を除いた可食部50gでカリウムが少ない野菜を紹介します。

可食部50gに含まれるカリウムが少ない野菜

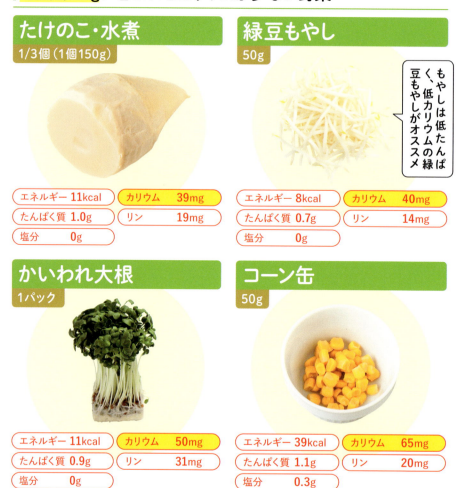

たけのこ・水煮
1/3個（1個150g）

- エネルギー 11kcal
- たんぱく質 1.0g
- 塩分 0g
- カリウム 39mg
- リン 19mg

緑豆もやし
50g

もやしは低たんぱく、低カリウムの緑豆もやしがオススメ

- エネルギー 8kcal
- たんぱく質 0.7g
- 塩分 0g
- カリウム 40mg
- リン 14mg

かいわれ大根
1パック

- エネルギー 11kcal
- たんぱく質 0.9g
- 塩分 0g
- カリウム 50mg
- リン 31mg

コーン缶
50g

- エネルギー 39kcal
- たんぱく質 1.1g
- 塩分 0.3g
- カリウム 65mg
- リン 20mg

豆苗
5/8パック（1パック100g・可食部80g）

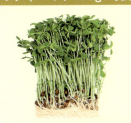

- エネルギー 14kcal
- たんぱく質 1.1g
- 塩分 0g
- カリウム 65mg
- リン 31mg

たまねぎ
約1/4個（1個200g・可食部188g）

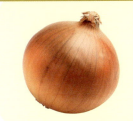

- エネルギー 17kcal
- たんぱく質 0.4g
- 塩分 0g
- カリウム 75mg
- リン 16mg

茎にんにく
約8本（6本40g）

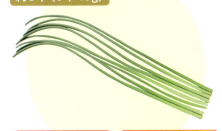

- エネルギー 22kcal
- たんぱく質 0.7g
- 塩分 0g
- カリウム 80mg
- リン 17mg

大豆もやし
50g

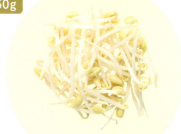

- エネルギー 15kcal
- たんぱく質 1.4g
- 塩分 0g
- カリウム 80mg
- リン 27mg

スナップえんどう
5さや（1さや10g）

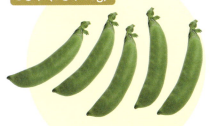

- エネルギー 24kcal
- たんぱく質 0.8g
- 塩分 0g
- カリウム 80mg
- リン 31mg

ホワイトアスパラガス・水煮
約3本（1本15g）

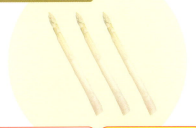

- エネルギー 12kcal
- たんぱく質 0.8g
- 塩分 0.5g
- カリウム 85mg
- リン 21mg

第1章 野菜 カリウムが少ないもの

食べてOK

ピーマン
2個（1個30g・可食部25g）

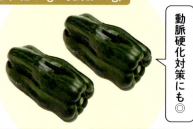

動脈硬化対策にも◎

エネルギー	10kcal	カリウム	95mg
たんぱく質	0.4g	リン	11mg
塩分	0g		

キャベツ
外葉5/6枚（1個1040g・可食部884g）

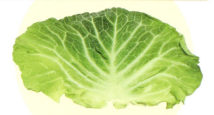

エネルギー	12kcal	カリウム	95mg
たんぱく質	0.4g	リン	13mg
塩分	0g		

とうがん
約1/56個（1個4000g・可食部2800g）

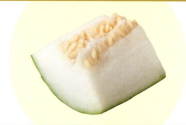

エネルギー	8kcal	カリウム	100mg
たんぱく質	0.2g	リン	9mg
塩分	0g		

ねぎ
5/6本（大1本100g・可食部60g）

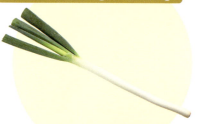

エネルギー	18kcal	カリウム	100mg
たんぱく質	0.5g	リン	14mg
塩分	0g		

レタス（土耕栽培）
外葉1と1/4枚（1玉300g・可食部294g）

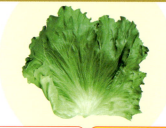

エネルギー	6kcal	カリウム	100mg
たんぱく質	0.3g	リン	11mg
塩分	0g		

きゅうり
1/2本（1本100g）

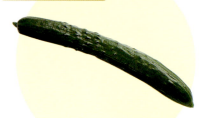

エネルギー	7kcal	カリウム	100mg
たんぱく質	0.4g	リン	18mg
塩分	0g		

第1章 野菜

カリウムが少ないもの

さやえんどう
約14さや（1さや3.5g）

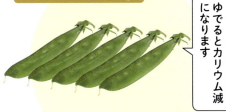

ゆでるとカリウム減になります

*1食分の目安は5さや

- エネルギー 19kcal
- たんぱく質 0.9g
- 塩分 0g
- カリウム 100mg
- リン 32mg

トマト
約1/3個（1個160g・可食部155g）

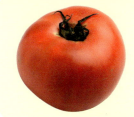

- エネルギー 10kcal
- たんぱく質 0.3g
- 塩分 0g
- カリウム 105mg
- リン 13mg

みょうが
約3個（1個15g）

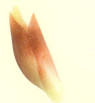

*1食分の目安は1/2個

- エネルギー 6kcal
- たんぱく質 0.4g
- 塩分 0g
- カリウム 105mg
- リン 6mg

パプリカ・赤
約2/5個（1個150g・可食部135g）

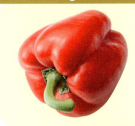

- エネルギー 14kcal
- たんぱく質 0.4g
- 塩分 0g
- カリウム 105mg
- リン 11mg

はくさい
外葉1/3枚（1個1740g・可食部1636g）

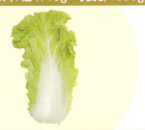

- エネルギー 7kcal
- たんぱく質 0.3g
- 塩分 0g
- カリウム 110mg
- リン 17mg

なす
約2/3本（1本90g・可食部81g）

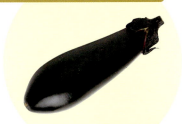

- エネルギー 9kcal
- たんぱく質 0.4g
- 塩分 0g
- カリウム 110mg
- リン 15mg

食べてOK

大根・根（皮付き生）
約2cm（1本725g・可食部652g）

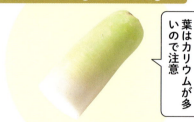

葉はカリウムが多いので注意

- エネルギー 8kcal
- カリウム 115mg
- たんぱく質 0.2g
- リン 9mg
- 塩分 0g

ヤングコーン
5本（1本10g）

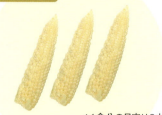

＊1食分の目安は3本

- エネルギー 15kcal
- カリウム 115mg
- たんぱく質 0.9g
- リン 32mg
- 塩分 0g

トマトホール缶
1/8缶（1缶400g）

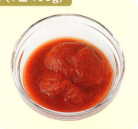

- エネルギー 11kcal
- カリウム 120mg
- たんぱく質 0.5g
- リン 13mg
- 塩分 0g

にがうり
約1/3本（1本200g・可食部170g）

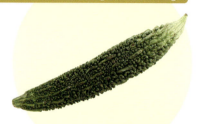

- エネルギー 8kcal
- カリウム 130mg
- たんぱく質 0.4g
- リン 16mg
- 塩分 0g

チンゲンサイ
約4/7株（1株100g・可食部85g）

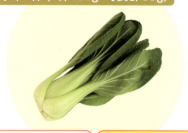

- エネルギー 5kcal
- カリウム 130mg
- たんぱく質 0.4g
- リン 14mg
- 塩分 0.1g

さやいんげん
約6本（1本8g）

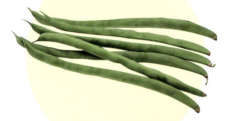

- エネルギー 12kcal
- カリウム 130mg
- たんぱく質 0.7g
- リン 21mg
- 塩分 0g

アスパラガス
2と1/2本（1本20g）

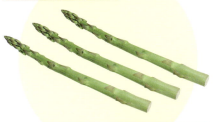

- エネルギー 11kcal
- たんぱく質 0.9g
- 塩分 0g
- カリウム 135mg
- リン 30mg

しょうが
約6片（親指大1片10g・可食部8g）

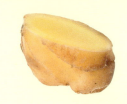

＊1食分の目安は1/2片

- エネルギー 14kcal
- たんぱく質 0.4g
- 塩分 0g
- カリウム 135mg
- リン 13mg

かぶ・根（皮つき）
4/7株（1株100g・可食部91g）

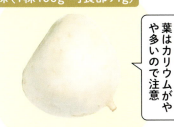

葉はカリウムがやや多いので注意

- エネルギー 9kcal
- たんぱく質 0.3g
- 塩分 0g
- カリウム 140mg
- リン 14mg

オクラ
5本（1本12g・可食部10g）

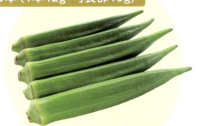

- エネルギー 13kcal
- たんぱく質 0.8g
- 塩分 0g
- カリウム 140mg
- リン 29mg

とうもろこし
3/10本（1本350g・可食部175g）

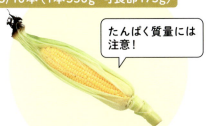

たんぱく質量には注意！

- エネルギー 45kcal
- たんぱく質 1.4g
- 塩分 0g
- カリウム 145mg
- リン 50mg

ミニトマト
5個（1個10g）

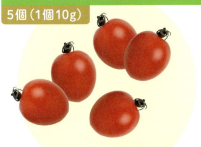

- エネルギー 15kcal
- たんぱく質 0.4g
- 塩分 0g
- カリウム 145mg
- リン 15mg

第1章 野菜 カリウムが少ないもの

野菜　注意が必要
カリウムが多いもの

医師や管理栄養士からの指示でカリウムの摂取を控える必要がある場合、カリウムが多く含まれる野菜に注意が必要です。
カリウムは水に溶けるため、野菜をゆでたり水にさらしたりするなど工夫して食べるようにしましょう（→P146）。

可食部50gあたりに含まれるカリウムが多い野菜

切り干し大根
5食分（1食分10g）

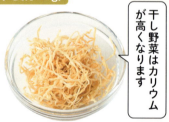

干し野菜はカリウムが高くなります

- エネルギー 140kcal
- たんぱく質 3.7g
- 塩分 0.3g
- カリウム 1750mg
- リン 110mg

ほうれん草
約2株（1株30g・可食部27g）

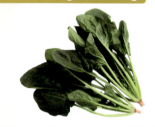

- エネルギー 9kcal
- たんぱく質 0.9g
- 塩分 0g
- カリウム 345mg
- リン 24mg

あしたば
約2/7束（1束180g）

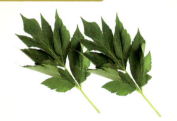

- エネルギー 15kcal
- たんぱく質 1.2g
- 塩分 0.1g
- カリウム 270mg
- リン 33mg

モロヘイヤ
10本（1本5g）

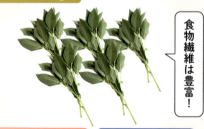

食物繊維は豊富！

- エネルギー 18kcal
- たんぱく質 1.8g
- 塩分 0g
- カリウム 265mg
- リン 55mg

第1章 野菜 カリウムが多いもの

にんにく
5片（1片10g）

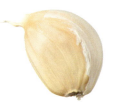

＊1食分の目安は1/2片

エネルギー	65kcal	カリウム	255mg
たんぱく質	2.0g	リン	80mg
塩分	0g		

にら
1/2束（1束100g）

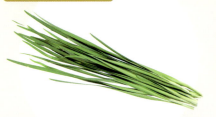

エネルギー	9kcal	カリウム	255mg
たんぱく質	0.7g	リン	16mg
塩分	0g		

小松菜
約1と1/3株（1株40g・可食部34g）

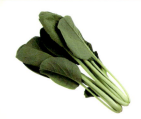

エネルギー	7kcal	カリウム	250mg
たんぱく質	0.7g	リン	23mg
塩分	0g		

しそ
約50枚（1枚1g）

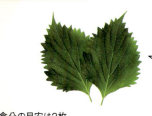

香味野菜の風味は減塩の味方

＊1食分の目安は2枚

エネルギー	16kcal	カリウム	250mg
たんぱく質	1.6g	リン	35mg
塩分	0g		

えだまめ・ゆで
100g・可食部50g

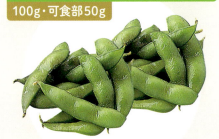

エネルギー	59kcal	カリウム	245mg
たんぱく質	4.9g	リン	85mg
塩分	0g		

水菜
約3株（1株20g・可食部17g）

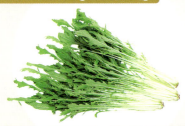

エネルギー	12kcal	カリウム	240mg
たんぱく質	1.0g	リン	32mg
塩分	0.1g		

注意が必要

ブロッコリー
3房（1房17g）

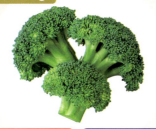

エネルギー	19kcal	カリウム	230mg
たんぱく質	1.9g	リン	55mg
塩分	0g		

春菊
1/2袋（1袋100g）

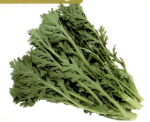

エネルギー	10kcal	カリウム	230mg
たんぱく質	1.0g	リン	22mg
塩分	0.1g		

れんこん
約1/3節（1節200g・可食部160g）

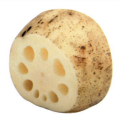

エネルギー	33kcal	カリウム	220mg
たんぱく質	0.7g	リン	37mg
塩分	0.1g		

そらまめ
約11粒（1粒6g・可食部4.5g）

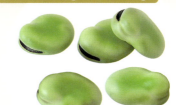

＊1食分の目安は5粒

エネルギー	51kcal	カリウム	220mg
たんぱく質	4.2g	リン	110mg
塩分	0g		

かぼちゃ
約1/20個（1個1216g・可食部1088g）

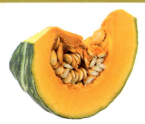

エネルギー	39kcal	カリウム	215mg
たんぱく質	0.6g	リン	24mg
塩分	0g		

せり
約3株（1株25g・可食部17g）

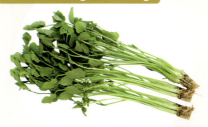

エネルギー	9kcal	カリウム	205mg
たんぱく質	1.0g	リン	26mg
塩分	0g		

サラダ菜
4/7株（1株100g・可食部90g）

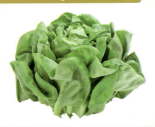

- エネルギー 5kcal
- たんぱく質 0.4g
- 塩分 0g
- カリウム 205mg
- リン 25mg

サニーレタス
約1/3株（1株150g・可食部141g）

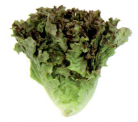

- エネルギー 8kcal
- たんぱく質 0.4g
- 塩分 0g
- カリウム 205mg
- リン 16mg

セロリ
約1/2本（1本150g・可食部98g）

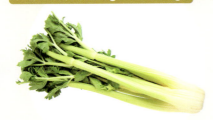

- エネルギー 6kcal
- たんぱく質 0.2g
- 塩分 0.1g
- カリウム 205mg
- リン 20mg

カリフラワー
2と1/2房（1房20g）

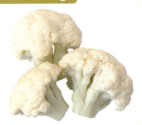

- エネルギー 14kcal
- たんぱく質 1.1g
- 塩分 0g
- カリウム 205mg
- リン 34mg

大根・葉
約2/5本分（1本分・可食部120g）

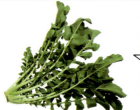

根の部分はカリウムが少なめ

- エネルギー 12kcal
- たんぱく質 1.0g
- 塩分 0.1g
- カリウム 200mg
- リン 26mg

菜の花
1/4株（1株200g）

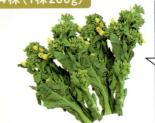

ゆでたあとにしっかりしぼるとカリウム減に

- エネルギー 17kcal
- たんぱく質 1.8g
- 塩分 0g
- カリウム 195mg
- リン 43mg

第1章 野菜 カリウムが多いもの

注意が必要

わらび・生
約9本（1本6g・可食部5.6g）

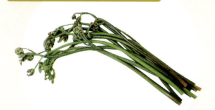

エネルギー 10kcal	カリウム 185mg
たんぱく質 0.9g	リン 24mg
塩分 0g	

ぜんまい
約6本（1本10g・可食部8.5g）

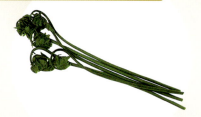

エネルギー 14kcal	カリウム 170mg
たんぱく質 0.7g	リン 19mg
塩分 0g	

ししとうがらし
12と1/2本（1本4g）

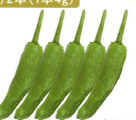

＊1食分の目安は5本

エネルギー 12kcal	カリウム 170mg
たんぱく質 0.7g	リン 17mg
塩分 0g	

グリンピース
むき身50粒（1粒1g）

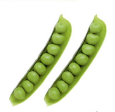

＊1食分の目安は20粒

エネルギー 38kcal	カリウム 170mg
たんぱく質 2.5g	リン 60mg
塩分 0g	

ふき
茎1と2/3本（茎1本分50g・可食部30g）

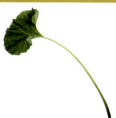

エネルギー 6kcal	カリウム 165mg
たんぱく質 0.2g＊	リン 9mg
塩分 0.1g	

かぶ・葉
約1株分（1株分45g）

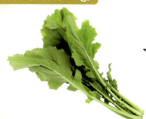

根はカリウムが少なくなります

エネルギー 10kcal	カリウム 165mg
たんぱく質 1.0g	リン 21mg
塩分 0.1g	

＊「アミノ酸組成によるたんぱく質」ではなく「たんぱく質」の数値で計算しています。

第1章 野菜 カリウムが多いもの

万能ねぎ
約4/7束（1束100g・可食部90g）

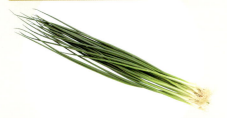

エネルギー 13kcal	カリウム 160mg
たんぱく質 0.7g	リン 18mg
塩分 0g	

ズッキーニ
約1/2本（1本100g・可食部96g）

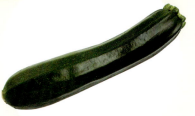

エネルギー 8kcal	カリウム 160mg
たんぱく質 0.5g	リン 19mg
塩分 0g	

ごぼう
約1/2本（1本120g・可食部108g）

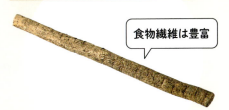

食物繊維は豊富

エネルギー 29kcal	カリウム 160mg
たんぱく質 0.6g	リン 31mg
塩分 0g	

紫キャベツ
約1/14個（1個800g・可食部720g）

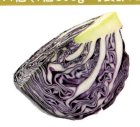

エネルギー 15kcal	カリウム 155mg
たんぱく質 0.7g	リン 22mg
塩分 0g	

葉しょうが
約4本（1本20g・可食部12g）

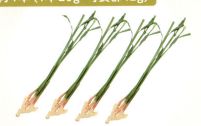

エネルギー 5kcal	カリウム 155mg
たんぱく質 0.2g	リン 11mg
塩分 0g	

にんじん（皮つき）
約2/5本（1本150g・可食部135g）

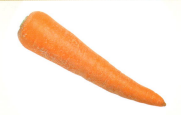

エネルギー 18kcal	カリウム 150mg
たんぱく質 0.3g	リン 13mg
塩分 0.1g	

Column
塩分が多く含まれる漬物は、控えるようにしましょう

漬物は塩分が非常に高い食品です。市販品は特に塩分量が多くなります。1日の塩分摂取量の目安は6g未満。少量食べただけでもすぐ塩分のとり過ぎになるので、食べるのはできるだけ控えます。お店の定食や市販のお弁当についてきて、つい食べてしまわないよう、漬物は残す習慣をつけることが大切です。

  25gあたりの漬物に含まれる塩分量

ザーサイ
25g　塩分 3.4g

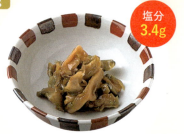

- エネルギー 5kcal
- カリウム 170mg
- たんぱく質 0.5g
- リン 17mg

梅干し・調味漬
1個25g　塩分 1.9g

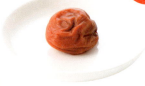

- エネルギー 23kcal
- カリウム 33mg
- たんぱく質 0.4g
- リン 4mg

きゅうり・ぬか漬け
25g　塩分 1.3g

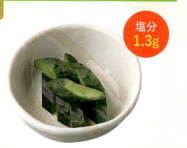

- エネルギー 7kcal
- カリウム 153mg
- たんぱく質 0.4g*
- リン 22mg

高菜漬け
25g　塩分 1.0g

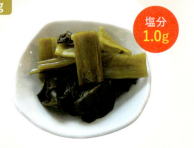

- エネルギー 8kcal
- カリウム 28mg
- たんぱく質 0.4g
- リン 6mg

＊「アミノ酸組成によるたんぱく質」ではなく「たんぱく質」の数値で計算しています。

たくあん・新漬 25g

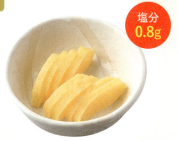

塩分 0.8g

エネルギー 11kcal	カリウム 14mg
たんぱく質 0.1g	リン 3mg

はくさい・キムチ 25g

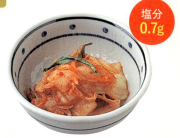

塩分 0.7g

エネルギー 7kcal	カリウム 73mg
たんぱく質 0.6g*	リン 12mg

きゅうり・塩漬け 25g

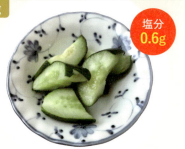

塩分 0.6g

エネルギー 4kcal	カリウム 55mg
たんぱく質 0.2g	リン 10mg

なす・ぬか漬け 25g

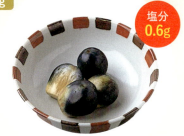

塩分 0.6g

エネルギー 7kcal	カリウム 108mg
たんぱく質 0.4g*	リン 11mg

なす・塩漬け 25g

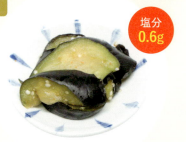

塩分 0.6g

エネルギー 6kcal	カリウム 65mg
たんぱく質 0.2g	リン 8mg

はくさい・塩漬け 25g

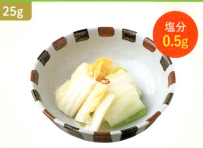

塩分 0.5g

エネルギー 4kcal	カリウム 60mg
たんぱく質 0.3g	リン 10mg

第1章 漬物 Column

＊「アミノ酸組成によるたんぱく質」ではなく「たんぱく質」の数値で計算しています。

いも類

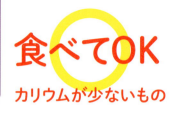

食べてOK
カリウムが少ないもの

いも類は食物繊維が豊富に含まれており、
腎機能低下に影響を及ぼす肥満の解消に効果があります。
1食あたり100g目安で食べるようにしましょう。
特にしらたきやこんにゃくは料理のボリュームを出すのに便利な食材です。

可食部100gあたりに含まれるカリウムが少ないいも類

しらたき
1と1/2個（1個70g）

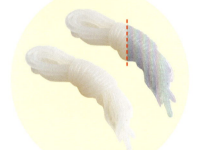

エネルギー 7kcal	カリウム 12mg
たんぱく質 0.2g*	リン 10mg
塩分 0g	

こんにゃく・精粉
2/5枚（1枚250g）

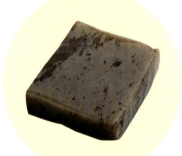

エネルギー 5kcal	カリウム 33mg
たんぱく質 0.1g*	リン 5mg
塩分 0g	

＊「アミノ酸組成によるたんぱく質」ではなく「たんぱく質」の数値で計算しています。

Column
こんにゃくでおかずの量を増す

低カロリーで塩分を含まないこんにゃくは、おかずにボリュームを出したいとき気軽に使える便利な食材です。こんにゃくに含まれる水溶性食物繊維には、コレステロールの吸収を抑える機能があるため、肥満の予防・解消にも役立ちます。噛み応えのある食感もこんにゃくの特徴で、しっかり噛んで食べると満足感を得られます。

いも類 — 注意が必要
カリウムが多いもの

第1章 いも類

カリウムが少ないもの／カリウムが多いもの

しらたきとこんにゃく以外のいも類は、カリウムの数値が高くなります。カリウムの摂取量を管理するようになったら、ここで紹介するいもの食べ過ぎには気をつけましょう。

可食部100gあたりに含まれるカリウムが多いいも類

干しいも
約3本（スティック状1本30g）

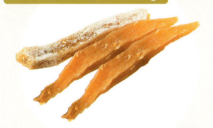

- エネルギー 277kcal
- カリウム 980mg
- たんぱく質 2.7g
- リン 93mg
- 塩分 0g

さといも
約2個（1個60g・可食部51g）

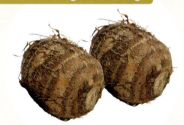

- エネルギー 53kcal
- カリウム 640mg
- たんぱく質 1.2g
- リン 55mg
- 塩分 0g

いちょういも
約1/3個（1個350g・可食部298g）

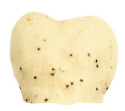

- エネルギー 108kcal
- カリウム 590mg
- たんぱく質 3.1g
- リン 65mg
- 塩分 0g

長いも
約4cm長さ（10cm長さ250g・可食部225g）

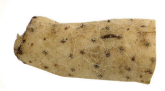

- エネルギー 64kcal
- カリウム 430mg
- たんぱく質 1.5g
- リン 27mg
- 塩分 0g

きのこ類 食べてOK

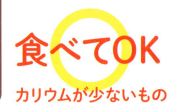

カリウムが少ないもの

きのこは食物繊維やビタミンが豊富で、
肥満の解消や動脈硬化の予防に適しています。
成分のほとんどが水分で低カロリーなので、おかずの具材に加えやすい食材です。
1食あたり15g目安で食べるようにしましょう。

可食部15gあたりに含まれるカリウムが少ないきのこ類

きくらげ・ゆで
15g

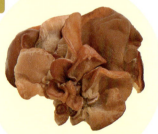

- エネルギー 2kcal
- たんぱく質 0.1g
- 塩分 0g
- カリウム 6mg
- リン 2mg

マッシュルーム

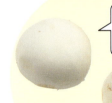

水煮はOKでも、生だとカリウムが多めなので注意!

マッシュルーム(水煮缶)
スライス7と1/2切れ(1切れ2g)

- エネルギー 3kcal
- たんぱく質 0.3g
- 塩分 0.1g
- カリウム 13mg
- リン 8mg

マッシュルーム(生)
約1と1/2個(1個10g)

- エネルギー 2kcal
- たんぱく質 0.3g
- 塩分 0g
- カリウム 53mg
- リン 15mg

なめこ
約1/6袋(1袋100g)

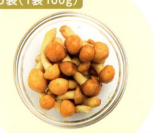

- エネルギー 2kcal
- たんぱく質 0.1g
- 塩分 0g
- カリウム 20mg
- リン 5mg

マッシュルーム(ブラウン種・生)
約1と1/2個(1個9.6g)

- エネルギー 3kcal
- たんぱく質 0.3g
- 塩分 0g
- カリウム 59mg
- リン 15mg

きのこ類 注意が必要
カリウムが多いもの

腎機能が低下し、カリウムの摂取量を抑えるようになったら、カリウムが多く含まれるきのこはとり過ぎに注意します。ここで紹介するきのこは特に気をつけましょう。一度にたくさん食べるのは避け、少量ずつ食べるのがおすすめです。

可食部15gあたりに含まれるカリウムが多いきのこ類

まつたけ
約1/3本（1本40g・可食部39g）

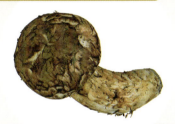

- エネルギー 5kcal
- たんぱく質 0.2g
- 塩分 0g
- カリウム 62mg
- リン 6mg

ぶなしめじ
1/6パック（1パック100g・可食部90g）

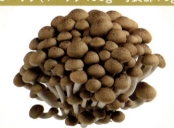

- エネルギー 4kcal
- たんぱく質 0.2g
- 塩分 0g
- カリウム 56mg
- リン 14mg

エリンギ
大約1/2本（大1本35g・可食部33g）

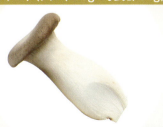

- エネルギー 5kcal
- たんぱく質 0.3g
- 塩分 0g
- カリウム 51mg
- リン 13mg

えのきたけ
約1/6パック（1パック100g・可食部85g）

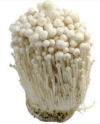

- エネルギー 5kcal
- たんぱく質 0.2g
- 塩分 0g
- カリウム 51mg
- リン 17mg

海藻類

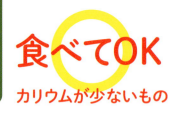
食べてOK
カリウムが少ないもの

海藻には、コレステロールの吸収を抑える水溶性食物繊維が豊富に含まれています。さらに食後血糖値の上昇を抑制する効果もあるので、糖尿病を合併している人におすすめの食材です。
1食あたり15g目安で食べるとよいでしょう。

15gあたりに含まれるカリウムが少ない海藻類

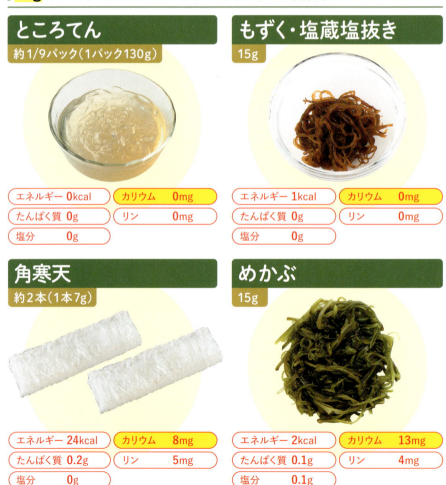

ところてん 約1/9パック（1パック130g）
- エネルギー 0kcal
- カリウム 0mg
- たんぱく質 0g
- リン 0mg
- 塩分 0g

もずく・塩蔵塩抜き 15g
- エネルギー 1kcal
- カリウム 0mg
- たんぱく質 0g
- リン 0mg
- 塩分 0g

角寒天 約2本（1本7g）
- エネルギー 24kcal
- カリウム 8mg
- たんぱく質 0.2g
- リン 5mg
- 塩分 0g

めかぶ 15g
- エネルギー 2kcal
- カリウム 13mg
- たんぱく質 0.1g
- リン 4mg
- 塩分 0.1g

海藻類

注意が必要
カリウムが多いもの

海藻は種類によってカリウムの含有量が異なります。
カリウムの摂取量に気をつけている場合は、食べ過ぎに注意が必要です。
また、海藻の中にはリンが多いものもあります。
カリウム同様、指示量を守って食べるようにしましょう。

15gあたりに含まれるカリウムが多い海藻類

とろろ昆布
15g

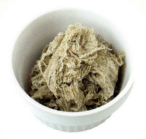

エネルギー 27kcal	カリウム 720mg
たんぱく質 0.8g	リン 29mg
塩分 0.8g	

のり
全形5枚（全形1枚3g）

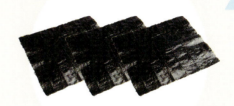

エネルギー 45kcal	カリウム 360mg
たんぱく質 4.8g	リン 105mg
塩分 0.2g	

Column

カリウム多めな乾物も、1食分なら満足に食べられる

海藻類のなかでも乾物は、カリウムの含有量が多い傾向にあります。しかし、1食分の目安量に換算すると、カリウムの摂取量はそこまで多くなりません。例えば、上で紹介している焼きのりは、15g目安だと5枚まで食べることができますが、1食分なら1枚（3g）で十分です（カリウムは72mg）。ちなみに、味つけのりは1袋（1.5g）でカリウム41mgです。上手に食事にとり入れてみましょう。

お菓子 食べてOK

たんぱく質・カリウムが少ないもの

CKDの食事療法では、必要なエネルギー量をしっかりとることが重要です。
お菓子は少量であってもきちんとエネルギーがとれる食品です。
1食のエネルギーが不足しているときは、デザートに
たんぱく質やカリウムが少ないお菓子をうまくとり入れてみましょう。

1食分あたりに含まれるたんぱく質・カリウムが少ないお菓子

ようかん
食べきりサイズ1個60g

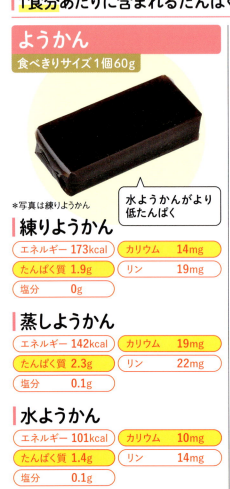

＊写真は練りようかん

水ようかんがより低たんぱく

練りようかん
- エネルギー 173kcal
- たんぱく質 1.9g
- 塩分 0g
- カリウム 14mg
- リン 19mg

蒸しようかん
- エネルギー 142kcal
- たんぱく質 2.3g
- 塩分 0.1g
- カリウム 19mg
- リン 22mg

水ようかん
- エネルギー 101kcal
- たんぱく質 1.4g
- 塩分 0.1g
- カリウム 10mg
- リン 14mg

みたらしだんご
1本80g

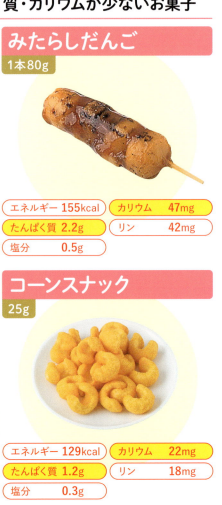

- エネルギー 155kcal
- たんぱく質 2.2g
- 塩分 0.5g
- カリウム 47mg
- リン 42mg

コーンスナック
25g

- エネルギー 129kcal
- たんぱく質 1.2g
- 塩分 0.3g
- カリウム 22mg
- リン 18mg

第1章 お菓子

たんぱく質・カリウムが少ないもの

ポップコーン
25g

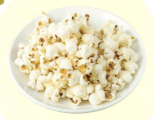

- エネルギー 118kcal
- たんぱく質 2.2g
- 塩分 0.4g
- カリウム 75mg
- リン 73mg

草もち・こしあん
1個 50g

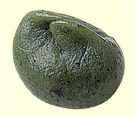

- エネルギー 112kcal
- たんぱく質 1.8g
- 塩分 0g
- カリウム 23mg
- リン 25mg

もなか・つぶあん
1個 40g

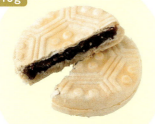

- エネルギー 111kcal
- たんぱく質 2.2g
- 塩分 0.1g
- カリウム 68mg
- リン 32mg

かりんとう・黒
25g

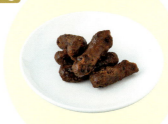

- エネルギー 105kcal
- たんぱく質 1.7g
- 塩分 0g
- カリウム 75mg
- リン 14mg

クッキー
2枚 20g

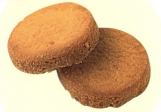

- エネルギー 102kcal
- たんぱく質 1.1g
- 塩分 0.1g
- カリウム 22mg
- リン 13mg

ボーロ
25g

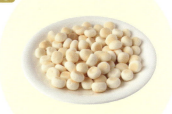

- エネルギー 98kcal
- たんぱく質 0.6g
- 塩分 0g
- カリウム 11mg
- リン 14mg

食べてOK

マシュマロ
5個20g

エネルギー	65kcal	カリウム	0mg
たんぱく質	0.4g	リン	0mg
塩分	0g		

揚げせんべい
1枚13g

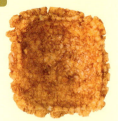

エネルギー	60kcal	カリウム	11mg
たんぱく質	0.6g	リン	11mg
塩分	0.2g		

南部せんべい・黒ごま
1枚14g

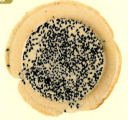

エネルギー	59kcal	カリウム	24mg
たんぱく質	1.5g	リン	21mg
塩分	0.2g		

ハードビスケット
2枚14g

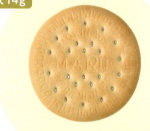

エネルギー	59kcal	カリウム	20mg
たんぱく質	0.9g	リン	13mg
塩分	0.1g		

ホワイトチョコレート
10g

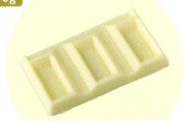

エネルギー	59kcal	カリウム	34mg
たんぱく質	0.7g*	リン	21mg
塩分	0g		

リーフパイ
1枚10g

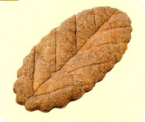

エネルギー	56kcal	カリウム	8mg
たんぱく質	0.5g	リン	4mg
塩分	0g		

＊「アミノ酸組成によるたんぱく質」ではなく「たんぱく質」の数値で計算しています。

第1章 お菓子

たんぱく質・カリウムが少ないもの

せんべい
1枚15g

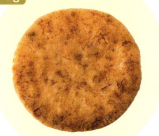

＊写真はしょうゆせんべい

しょうゆせんべい
- エネルギー 55kcal
- たんぱく質 0.9g
- 塩分 0.2g
- カリウム 20mg
- リン 18mg

甘辛せんべい
- エネルギー 56kcal
- たんぱく質 0.9g
- 塩分 0.2g
- カリウム 18mg
- リン 17mg

ミルクチョコレート
10g

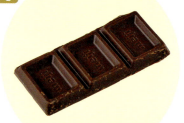

- エネルギー 55kcal
- たんぱく質 0.6g
- 塩分 0g
- カリウム 44mg
- リン 24mg

キャラメル
3個12g

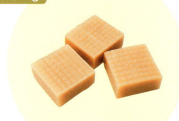

- エネルギー 51kcal
- たんぱく質 0.4g
- 塩分 0g
- カリウム 22mg
- リン 12mg

コーヒーゼリー（ミルクなし）
1個110g

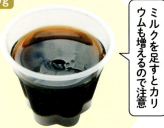

ミルクを足すとカリウムも増えるので注意

- エネルギー 47kcal
- たんぱく質 1.5g
- 塩分 0g
- カリウム 52mg
- リン 6mg

オレンジゼリー
1個55g

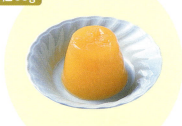

- エネルギー 44kcal
- たんぱく質 1.0g
- 塩分 0g
- カリウム 99mg
- リン 9mg

お菓子

注意が必要
たんぱく質・カリウムが多いもの

お菓子はエネルギーアップに適した食品ですが、たんぱく質やカリウムを控えめにしている人は、種類や食べる量に注意します。お菓子に含まれる栄養成分をチェックし、適量を食べるようにしましょう。

1食分あたりに含まれるたんぱく質・カリウムが多いお菓子

カスタードプリン
1個150g

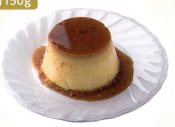

- エネルギー 174kcal
- カリウム 195mg
- たんぱく質 8.0g
- リン 165mg
- 塩分 0.3g

ショートケーキ
1個110g（いちご抜き）

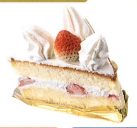

- エネルギー 350kcal
- カリウム 95mg
- たんぱく質 7.0g
- リン 110mg
- 塩分 0.2g

クリームパン
1個100g

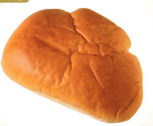

- エネルギー 286kcal
- カリウム 120mg
- たんぱく質 6.7g
- リン 110mg
- 塩分 0.4g

ベイクドチーズケーキ
1個80g

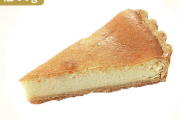

- エネルギー 239kcal
- カリウム 69mg
- たんぱく質 6.3g
- リン 78mg
- 塩分 0.4g

第1章 お菓子 たんぱく質・カリウムが多いもの

シュークリーム
1個100g

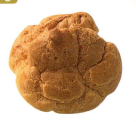

- エネルギー 211kcal
- たんぱく質 5.5g
- 塩分 0.2g
- カリウム 120mg
- リン 150mg

チョココロネ
1個80g

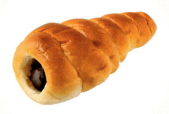

- エネルギー 256kcal
- たんぱく質 3.9g
- 塩分 0.3g
- カリウム 128mg
- リン 74mg

バニラアイス
1スクープ80g

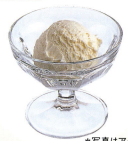

*写真はアイスクリーム

アイスクリーム
- エネルギー 142kcal
- たんぱく質 2.8g
- 塩分 0.2g
- カリウム 152mg
- リン 96mg

ラクトアイス
- エネルギー 174kcal
- たんぱく質 2.2g
- 塩分 0.2g
- カリウム 120mg
- リン 74mg

アイスミルク
- エネルギー 134kcal
- たんぱく質 2.4g
- 塩分 0.2g
- カリウム 112mg
- リン 80mg

ポテトチップス
25g

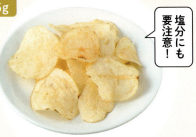

塩分にも要注意！

- エネルギー 135kcal
- たんぱく質 1.1g
- 塩分 0.3g
- カリウム 300mg
- リン 25mg

いもかりんとう
25g

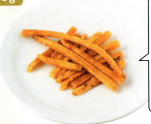

低たんぱくですが、カリウム制限がある人は気をつけて

- エネルギー 116kcal
- たんぱく質 0.3g
- 塩分 0g
- カリウム 138mg
- リン 14mg

飲み物 飲んでOK
カリウムが少ないもの

飲み物のなかでも、
サイダーにはたんぱく質とカリウムがほとんど含まれていません。
食事でエネルギーが足りていないときは、
このような甘い飲み物を一緒にとるのもよいでしょう。

200mlあたりに含まれるカリウムが少ない飲み物

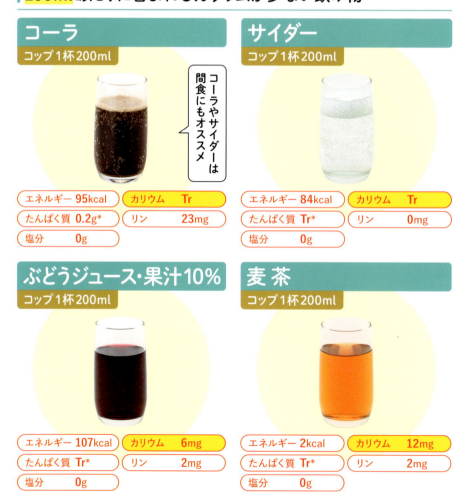

コーラ
コップ1杯200ml

- エネルギー 95kcal
- たんぱく質 0.2g*
- 塩分 0g
- カリウム Tr
- リン 23mg

コーラやサイダーは間食にもオススメ

サイダー
コップ1杯200ml

- エネルギー 84kcal
- たんぱく質 Tr*
- 塩分 0g
- カリウム Tr
- リン 0mg

ぶどうジュース・果汁10％
コップ1杯200ml

- エネルギー 107kcal
- たんぱく質 Tr*
- 塩分 0g
- カリウム 6mg
- リン 2mg

麦茶
コップ1杯200ml

- エネルギー 2kcal
- たんぱく質 Tr*
- 塩分 0g
- カリウム 12mg
- リン 2mg

＊「アミノ酸組成によるたんぱく質」ではなく「たんぱく質」の数値で計算しています。

紅茶（ストレート）
カップ1杯200ml

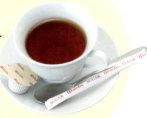

ミルクや砂糖を入れると、さらにエネルギーがアップ

エネルギー	2kcal	カリウム	16mg
たんぱく質	0.2g*	リン	4mg
塩分	0g		

ウーロン茶
コップ1杯200ml

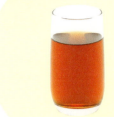

エネルギー	0kcal	カリウム	26mg
たんぱく質	Tr*	リン	2mg
塩分	0g		

ほうじ茶
湯呑み1杯200ml

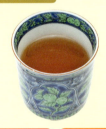

エネルギー	0kcal	カリウム	48mg
たんぱく質	Tr*	リン	2mg
塩分	0g		

りんごジュース・果汁30％
コップ1杯200ml

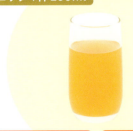

エネルギー	95kcal	カリウム	49mg
たんぱく質	Tr*	リン	6mg
塩分	0g		

ぶどうジュース・濃縮還元
コップ1杯200ml

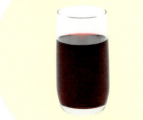

エネルギー	95kcal	カリウム	49mg
たんぱく質	0.6g	リン	14mg
塩分	0g		

グレープフルーツジュース・果汁20％
コップ1杯200ml

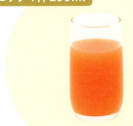

エネルギー	80kcal	カリウム	70mg
たんぱく質	0.2g*	リン	6mg
塩分	0g		

第1章 飲み物　カリウムが少ないもの

＊「アミノ酸組成によるたんぱく質」ではなく「たんぱく質」の数値で計算しています。

飲み物　注意が必要
カリウムが多いもの

飲み物は、その種類によって、カリウムの含有量が異なります。
特に果実系のジュースは、果汁10〜30％のものと
濃縮還元のものではカリウム量が大きく異なるため、
飲む際には注意が必要です。

200mlあたりに含まれるカリウムが多い飲み物

緑茶・玉露
湯呑み小5杯（湯呑み小1杯40ml）

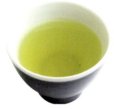

エネルギー 10kcal	カリウム 680mg
たんぱく質 2.0g*	リン 60mg
塩分 0g	

トマトジュース・食塩無添加
コップ1杯200ml

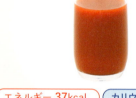

エネルギー 37kcal	カリウム 536mg
たんぱく質 1.4g	リン 37mg
塩分 0g	

オレンジジュース・濃縮還元
コップ1杯200ml

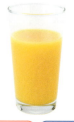

エネルギー 95kcal	カリウム 391mg
たんぱく質 0.6g	リン 37mg
塩分 0g	

グレープフルーツジュース・濃縮還元
コップ1杯200ml

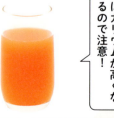

エネルギー 78kcal	カリウム 330mg
たんぱく質 1.4g*	リン 25mg
塩分 0g	

> 濃縮還元のジュースはカリウムが高くなるので注意！

*「アミノ酸組成によるたんぱく質」ではなく「たんぱく質」の数値で計算しています。

第1章 飲み物 カリウムが多いもの

りんごジュース・濃縮還元
コップ1杯200ml

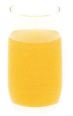

- エネルギー 97kcal
- たんぱく質 0.2g*
- 塩分 0g
- カリウム 227mg
- リン 19mg

ミルクココア
カップ1杯200ml 粉末24g

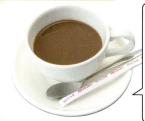

牛乳を使わずお湯で溶かすとカリウム減に

- エネルギー 96kcal
- たんぱく質 1.8g*
- 塩分 0.2g
- カリウム 175mg
- リン 58mg

コーヒー

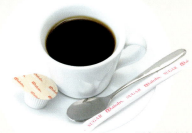

※写真は浸出液

浸出液
1杯200ml

- エネルギー 8kcal
- たんぱく質 0.2g
- 塩分 0g
- カリウム 130mg
- リン 14mg

インスタント
1杯200ml 粉末3g

- エネルギー 9kcal
- たんぱく質 0.2g
- 塩分 0g
- カリウム 108mg
- リン 11mg

オレンジジュース・果汁30%
コップ1杯200ml

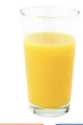

- エネルギー 84kcal
- たんぱく質 0.2g
- 塩分 0g
- カリウム 117mg
- リン 12mg

乳酸菌飲料
コップ1杯200ml

- エネルギー 81kcal
- たんぱく質 0.6g
- 塩分 0g
- カリウム 92mg
- リン 27mg

*「アミノ酸組成によるたんぱく質」ではなく「たんぱく質」の数値で計算しています。

調味料

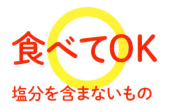

食べてOK
塩分を含まないもの

慢性腎臓病の治療において減塩は必須。
調味料は使う前に塩分量を確認しておくのがおすすめです。
減塩には、塩分を含まない調味料が役に立ちます。
これらの調味料を上手に活用しましょう。

塩分が0gの調味料

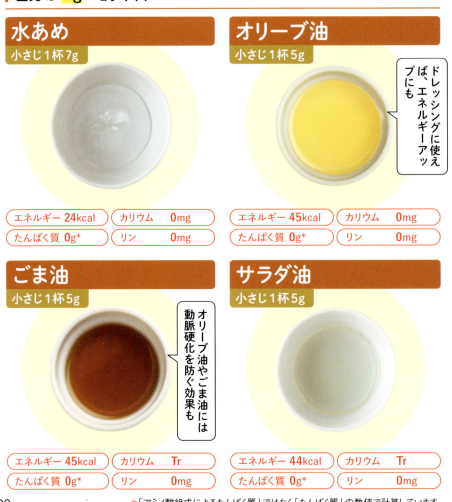

水あめ 小さじ1杯7g
エネルギー 24kcal / カリウム 0mg
たんぱく質 0g* / リン 0mg

オリーブ油 小さじ1杯5g
ドレッシングに使えば、エネルギーアップにも
エネルギー 45kcal / カリウム 0mg
たんぱく質 0g* / リン 0mg

ごま油 小さじ1杯5g
オリーブ油やごま油には動脈硬化を防ぐ効果も
エネルギー 45kcal / カリウム Tr
たんぱく質 0g* / リン 0mg

サラダ油 小さじ1杯5g
エネルギー 44kcal / カリウム Tr
たんぱく質 0g* / リン 0mg

*「アミノ酸組成によるたんぱく質」ではなく「たんぱく質」の数値で計算しています。

第1章 調味料

塩分を含まないもの

上白糖
小さじ1杯3g

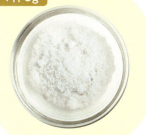

- エネルギー 12kcal
- たんぱく質 0g*
- カリウム 0mg
- リン Tr

レモン汁
小さじ1杯5g

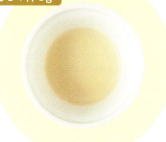

- エネルギー 1kcal
- たんぱく質 0g
- カリウム 5mg
- リン 0mg

はちみつ
小さじ1杯7g

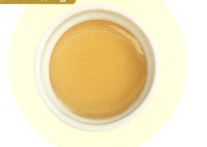

- エネルギー 23kcal
- たんぱく質 0g
- カリウム 5mg
- リン 0mg

酢
小さじ1杯5g

> 塩分がなくても味が引き締まる酸味は減塩の味方！

穀物酢
- エネルギー 1kcal
- たんぱく質 0g*
- カリウム 0mg
- リン 0mg

米酢
- エネルギー 2kcal
- たんぱく質 0g*
- カリウム 1mg
- リン 1mg

りんご酢
- エネルギー 1kcal
- たんぱく質 0g*
- カリウム 3mg
- リン 0mg

みりん

本みりん
小さじ1杯6g
- エネルギー 14kcal
- たんぱく質 0g
- カリウム 0mg
- リン 0mg

みりん風調味料
小さじ1杯6g
- エネルギー 14kcal
- たんぱく質 0g*
- カリウム 0mg
- リン 1mg

＊「アミノ酸組成によるたんぱく質」ではなく「たんぱく質」の数値で計算しています。

調味料 ⚠ 注意が必要
塩分が多いもの

腎臓に負担をかけないためには、減塩が欠かせません。和食によく使われるしょうゆやみそは高塩分なので要注意。調味料の使い過ぎによって塩分をとり過ぎてしまわないよう、計量スプーンではかって使う習慣をつけるようにしましょう。

小さじ1杯あたりに含まれる塩分が多い調味料

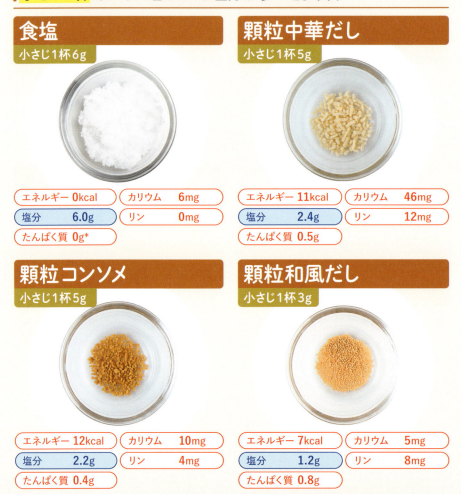

食塩
小さじ1杯 6g
- エネルギー 0kcal
- カリウム 6mg
- 塩分 6.0g
- リン 0mg
- たんぱく質 0g*

顆粒中華だし
小さじ1杯 5g
- エネルギー 11kcal
- カリウム 46mg
- 塩分 2.4g
- リン 12mg
- たんぱく質 0.5g

顆粒コンソメ
小さじ1杯 5g
- エネルギー 12kcal
- カリウム 10mg
- 塩分 2.2g
- リン 4mg
- たんぱく質 0.4g

顆粒和風だし
小さじ1杯 3g
- エネルギー 7kcal
- カリウム 5mg
- 塩分 1.2g
- リン 8mg
- たんぱく質 0.8g

＊「アミノ酸組成によるたんぱく質」ではなく「たんぱく質」の数値で計算しています。

第1章 調味料 — 塩分が多いもの

豆板醤
小さじ1杯6g

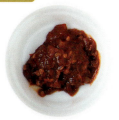

- エネルギー 3kcal
- カリウム 12mg
- 塩分 1.1g
- リン 3mg
- たんぱく質 0.1g*

薄口しょうゆ
小さじ1杯6g

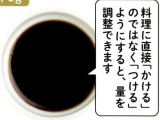

> 料理に直接「かける」のではなく「つける」ようにすると、量を調整できます

- エネルギー 4kcal
- カリウム 19mg
- 塩分 1.0g
- リン 8mg
- たんぱく質 0.3g

濃口しょうゆ
小さじ1杯6g

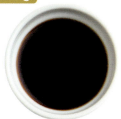

- エネルギー 5kcal
- カリウム 23mg
- 塩分 0.9g
- リン 10mg
- たんぱく質 0.4g

だし入りみそ
小さじ1杯6g

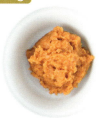

- エネルギー 10kcal
- カリウム 25mg
- 塩分 0.7g
- リン 10mg
- たんぱく質 0.6g

オイスターソース
小さじ1杯6g

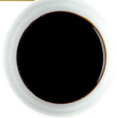

- エネルギー 6kcal
- カリウム 16mg
- 塩分 0.7g
- リン 7mg
- たんぱく質 0.4g

八丁みそ（豆みそ）
小さじ1杯6g

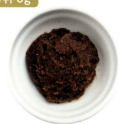

- エネルギー 12kcal
- カリウム 56mg
- 塩分 0.7g
- リン 15mg
- たんぱく質 0.9g

＊「アミノ酸組成によるたんぱく質」ではなく「たんぱく質」の数値で計算しています。

お酒

適量のお酒を飲むことは問題ありません。
適度な飲酒は血行促進や
ストレス解消にもつながります。
ですが、飲み過ぎはNG。
飲む頻度や量はきちんと管理しましょう。

○ 飲んでOK たんぱく質が少ないもの
たんぱく質が0gのお酒

焼酎*
1杯60ml

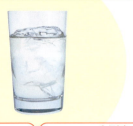

甲類
エネルギー	116kcal	カリウム	未測定
塩分	0g	リン	未測定

乙類
エネルギー	84kcal	カリウム	未測定
塩分	未測定	リン	未測定

ウイスキー*
シングル30ml

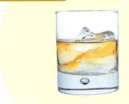

エネルギー	68kcal	カリウム	0mg
塩分	0g	リン	Tr

△ 注意が必要 カリウムが多いもの
100mlあたりに含まれるカリウムが多いお酒

赤ワイン
1杯100ml

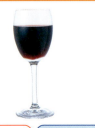

エネルギー	68kcal	カリウム	110mg
たんぱく質	0.2g*	リン	13mg
塩分	0g		

白ワイン
1杯100ml

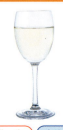

エネルギー	75kcal	カリウム	60mg
たんぱく質	0.1g*	リン	12mg
塩分	0g		

*「アミノ酸組成によるたんぱく質」ではなく「たんぱく質」の数値で計算しています。

第2章

対決クイズ
食べるならどっち？

食べる機会が多い2つのメニューを比べて、
どちらを選ぶのが正解かクイズ形式で紹介。
腎臓に負担をかけないメニュー選びのポイントも解説しているので、
外出先でメニューを選ぶときや家で献立を考えるときの
手助けになります。

- かつ丼 vs 天丼 ……………………………………………………… P96-97
- 牛丼 vs 牛皿定食 …………………………………………………… P98-99
- カレーライス vs オムライス ……………………………………… P100-101
- かつサンドイッチ vs フルーツサンドイッチ …… P102-103
- 唐揚げ vs サラダチキン ………………………………………… P104-105
- アジフライ定食 vs 刺し身定食 ………………………………… P106-107
- コールスローサラダ vs 野菜サラダ …………………………… P108-109
- 肉まん vs あんまん ……………………………………………………… P110

かつ丼（並盛）

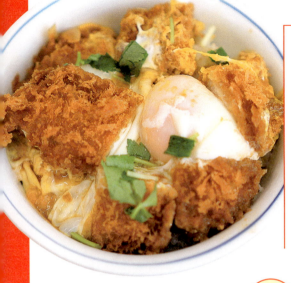

〈栄養価〉
エネルギー	979kcal
たんぱく質	33.7g
塩分	3.6g
カリウム	642mg

〈主な材料〉

白米ごはん（240g）
エネルギー	たんぱく質	塩分	カリウム
374kcal	4.8g	0.0g	70mg

ロースとんかつ（1枚100g）
429kcal	19.0g	0.3g	340mg

卵（1.5個75g）
107kcal	8.5g	0.3g	98mg

食べるならどっち？

天丼（並盛）

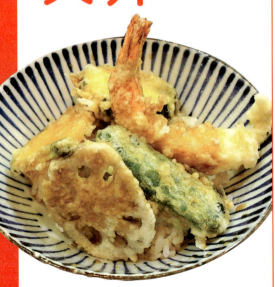

〈栄養価〉
エネルギー	594kcal
たんぱく質	10.9g
塩分	3.1g
カリウム	370mg

〈主な材料〉

白米ごはん（240g）
エネルギー	たんぱく質	塩分	カリウム
374kcal	4.8g	0.0g	70mg

なすの天ぷら（1個）
44kcal	0.6g	0.0g	40mg

れんこんの天ぷら（1個）
42kcal	0.7g	0.0g	59mg

かぼちゃの天ぷら（1個）
53kcal	0.7g	0.0g	75mg

ピーマンの天ぷら（1個）
30kcal	0.5g	0.0g	24mg

エビの天ぷら（1個）
53kcal	2.8g	0.1g	42mg

野菜をとれる天丼がおすすめ

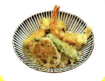

天丼は、野菜の天ぷらがのっている分、かつ丼よりもたんぱく質量が少なくなります。天ぷらの種類を選べるときは、なすやまいたけなどの野菜を多くして、エビなどの魚介類は1つにしましょう。

かつ丼は、ごはんがつゆを吸収するので、塩分摂取量も多くなります。とんかつを食べたいなら、定食のほうが塩分を調整できます。

> **かつ丼を食べたいときは…**
>
> かつを2切れ程度残して、たんぱく質のとり過ぎを抑える。肉はヒレよりも低たんぱくなロースがおすすめ。もし残さず食べて、たんぱく質をとり過ぎてしまった場合は、そのあとの食事でふだんよりたんぱく質量を少なくするようにしよう。

腎機能を守る！上手な天丼の食べ方

セットにせず単品で"並"を頼む

魚介類の天ぷらがたくさんのった上天丼は、たんぱく質量が多くなるので避け、野菜と魚介類がバランスよくのった並天丼か、野菜天丼にするとよい。

また、天丼は単品で頼むのがおすすめ。みそ汁や漬物、おひたしなどは控えたほうが、塩分のとり過ぎを防げる。天ぷらを単品で追加注文するのは、たんぱく質が多くなるので避けよう。

タレの量は控えめにする

天丼はタレで塩分が多くなりがち。お店の人にお願いして、タレを少なめにしてもらったり、別添えにしてもらい、自分で適量をかけたりするのがよい。

タレがたくさんかかっていると、ごはんがタレの塩分を吸ってしまうので注意。

第2章 かつ丼vs天丼　対決クイズ　食べるならどっち？

牛丼（並盛）

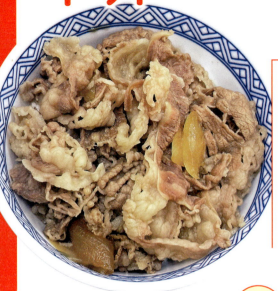

〈栄養価〉
エネルギー	701kcal
たんぱく質	16.2g
塩分	2.3g
カリウム	339mg

〈主な材料〉

白米ごはん（250g）
エネルギー	たんぱく質	塩分	カリウム
390kcal	5.0g	0.0g	73mg

牛丼の具（133g）
311kcal	11.2g	2.1g	266mg

VS

牛皿定食

〈栄養価〉
エネルギー	705kcal
たんぱく質	17.2g
塩分	3.2g
カリウム	362mg

〈主な材料〉

牛皿（並盛126g）
エネルギー	たんぱく質	塩分	カリウム
298kcal	11.0g	1.8g	254mg

白米ごはん（250g）
390kcal	5.0g	0.0g	73mg

みそ汁（1杯分）
17kcal	1.2g	1.4g	35mg

食べるならどっち？

牛皿定食のほうが減塩になる

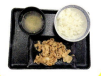

牛皿定食のほうが塩分摂取量を調整しやすいのでおすすめです。
牛丼は、ごはんが牛肉のつゆを吸収するので、残さず食べると1杯に使われている塩分のすべてを摂取することに。牛皿ならつゆを残すことができ、減塩になります。
牛皿定食に卵がセットでついてきた場合は、たんぱく質のとり過ぎになるので残しましょう。

牛丼を食べたいときは…

牛丼をすべて食べると、どうしても塩分をとり過ぎるので、前後の食事でいつも以上に減塩を心がける。つゆの量を選べる店なら、つゆなしを注文するとよい。逆につゆ増しで頼んだり、チーズをトッピングしたりするのはNG。

腎機能を守る！上手な牛丼の食べ方

大盛りにしない

塩分を調整しやすい牛皿も、大盛りにすれば当然塩分も多くなるので要注意。さらに、肉の量がより増えればたんぱく質のとり過ぎにもなるため、サイズは並にする。

大盛りだと…

エネルギー	388kcal	(90kcal増！)
たんぱく質	14.7g	(3.7g増！)
塩分	2.4g	(0.6g増！)
カリウム	330mg	(76mg増！)

みそ汁や漬物は残す

牛皿定食にはみそ汁や漬物がよくついてくるが、塩分のとり過ぎを防ぐためには食べないほうがよい。野菜をとりたいときは、サラダを追加するのがおすすめ。ただし、塩分が多いドレッシングのかけ過ぎには気をつけよう。

付け合わせの紅しょうがも塩分が高いので注意。

カレーライス

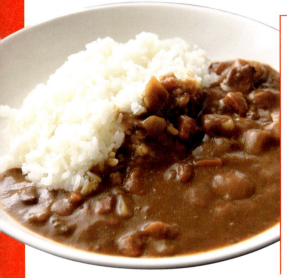

〈栄養価〉
エネルギー	787kcal
たんぱく質	17.8g
塩分	3.2g
カリウム	754mg

〈主な材料〉

白米ごはん(250g)
エネルギー	たんぱく質	塩分	カリウム
390kcal	5.0g	0.0g	73mg

カレールウ(20g)
95kcal	1.1g	2.1g	64mg

豚肉ロース肉(60g)
149kcal	10.3g	0.1g	186mg

じゃがいも(60g)
35kcal	0.8g	0.0g	246mg

食べるならどっち？

オムライス

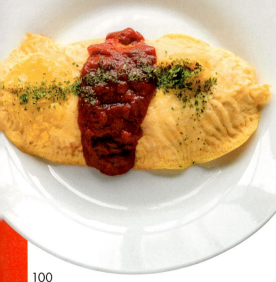

〈栄養価〉
エネルギー	713kcal
たんぱく質	22.2g
塩分	3.2g
カリウム	609mg

〈主な材料〉

白米ごはん(150g)
エネルギー	たんぱく質	塩分	カリウム
234kcal	3.0g	0.0g	44mg

鶏もも肉(40g)
76kcal	6.8g	0.1g	116mg

卵(2個100g)
142kcal	11.3g	0.4g	130mg

お店で食べるなら**カレーライス**

お店のオムライスは、卵が2個以上使われていたり、チキンライスに鶏肉が多く含まれていたりして、たんぱく質摂取量が多くなります。

外食で選ぶならカレーライスのほうがおすすめ。ただし、トッピングにとんかつなどの肉類を足すとたんぱく質が多くなるので、シンプルなものを選びましょう。

オムライスを食べたいときは…

オムライスを食べたいときは家で作るのがおすすめ。材料の分量を調整し、卵を1個にしたり、チキンライスの鶏肉をひき肉にしたりするとたんぱく質を減らせる。ケチャップライスはOK。野菜を刻んで混ぜるとビタミンや食物繊維もとれる。

腎機能を守る！上手なカレーの食べ方

トッピングに気をつける

カレーライスに卵やチーズをトッピングすると、たんぱく質や塩分を上乗せすることになるので控えるようにしよう。

【チーズ20g足すと…】
- たんぱく質 4.8g増！
- 塩分 0.4g増！

【卵1個（50g）足すと…】
- たんぱく質 6.1g増！
- 塩分 0.2g増！

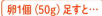

家ではレトルトカレーもおすすめ

レトルトカレーには栄養成分がきちんと表示されているので、たんぱく質や塩分の摂取量に合わせて食べる量を調整できる。低たんぱくカレーやベジタブルカレー、減塩カレーや子ども向けのカレーを選べば、食べる量を減らさずに済むのでおすすめ。

レトルトなら種類も豊富。自分の好みに合ったカレーを選ぶと食事も楽しくなる。

かつサンドイッチ

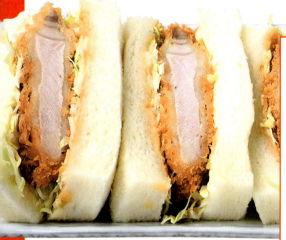

〈栄養価〉
エネルギー	456kcal
たんぱく質	17.1g
塩分	2.0g
カリウム	335mg

〈主な材料〉

食パン(60g)
エネルギー	たんぱく質	塩分	カリウム
149kcal	4.4g	0.7g	52mg

ロースとんかつ(65g)
279kcal	12.4g	0.2g	221mg

ソース(20g)
26kcal	0.2*g	1.1g	42mg

フルーツサンドイッチ

食べるならどっち？

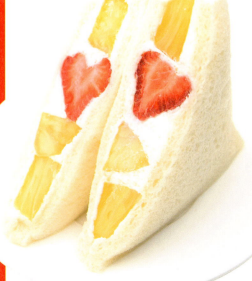

〈栄養価〉
エネルギー	276kcal
たんぱく質	5.4g
塩分	0.8g
カリウム	125mg

〈主な材料〉

食パン(60g)
エネルギー	たんぱく質	塩分	カリウム
149kcal	4.4g	0.7g	52mg

いちご(1個15g)
5kcal	0.1g	0.0g	26mg

生クリーム(25g)
99kcal	0.9g	0.1g	17mg

＊「アミノ酸組成によるたんぱく質」ではなく「たんぱく質」の数値で計算しています。

フルーツサンドイッチがおすすめ

フルーツサンドイッチはくだものと生クリームがメインで、かつサンドイッチに比べてたんぱく質や塩分が少なくなります。かつサンドイッチはソースで塩分摂取量が多くなるので、パンとかつを別々で買って一緒に食べるほうがベター。ただし、フルーツはとんかつよりエネルギーも低めなので、おかずをプラスしましょう。

かつサンドイッチを食べたいときは…

かつサンドイッチは肉の種類によってたんぱく質の量が異なる。チキンかつよりはとんかつ、とんかつならヒレよりもロースのほうがたんぱく質量が少ない。食べる量を半分にして、ジャムパンやドーナツなどの菓子パンをプラスするのもよい。

腎機能を守る！上手なフルーツサンドの食べ方

おかずでエネルギーを補う

フルーツサンドイッチを食事にするときは、低たんぱくで高エネルギーのおかずをプラスしてしっかりエネルギーを確保しよう。

こんなおかずをプラス

コロッケ　　ツナサラダ

カリウムの量には気をつける

カリウムの摂取量制限がある人は、使われているくだものの種類と量に気をつけよう。特にバナナやキウイフルーツは高カリウムなので、食べ過ぎに注意。

バナナ1本（90g）
カリウム　324mg

キウイ1個（85g）
カリウム　255mg

唐揚げ（5個150g）

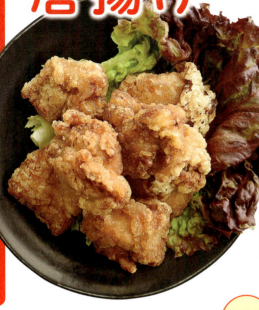

〈栄養価〉
- エネルギー 461kcal
- たんぱく質 30.8g
- 塩分 3.8g
- カリウム 645mg

〈主な材料〉
鶏もも肉（皮つき）(200g)

エネルギー	たんぱく質	塩分	カリウム
380kcal	34.0g	0.4g	580mg

※鶏もも肉200gを油で揚げると150gになります。

VS

サラダチキン（110g）

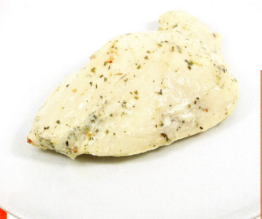

〈栄養価〉
- エネルギー 125kcal
- たんぱく質 25.8g
- 塩分 1.3g
- カリウム 405mg

〈主な材料〉
鶏むね肉（皮なし）(100gあたり)

エネルギー	たんぱく質	塩分	カリウム
105kcal	19.2g	0.1g	370mg

食べるならどっち？

高エネルギーな唐揚げがおすすめ

サラダチキンは、低脂肪、高たんぱくでヘルシーなイメージで捉えられがちですが、低エネルギーで高塩分なので、腎機能を守るためには唐揚げのほうがベター。唐揚げならエネルギーも確保できます。なお、高塩分なタレを追加でかけるのはNG。ひと味加えるなら、塩分ゼロのレモン汁やこしょうで酸味や辛味をプラスしましょう。

サラダチキンを食べたいときは…

サラダチキンは塩分が多いので、とり過ぎには要注意。食べるなら料理の味つけを兼ねるのがおすすめ。たとえば、野菜サラダに割いたサラダチキンを加えれば、ドレッシングを使わなくてもおいしく食べることができ、トータルで減塩になる。

第2章 唐揚げvsサラダチキン 対決クイズ 食べるならどっち？

腎機能を守る！唐揚げの上手な食べ方

鶏肉は"もも"を選ぶ

同じ鶏肉でも、"むね"より"もも"のほうが低たんぱくで高エネルギー。フライによく使われる鶏ささみは、鶏肉のなかでもたんぱく質が多い部位なので避けるようにしたい。

各部位100gごとのたんぱく質

◎もも(皮つき)	17.0g
◎むね(皮つき)	17.3g
◎ささみ	19.7g

サラダやごはんと一緒に食べる

コンビニエンスストアではホットスナックとして唐揚げが販売されていることもある。小腹が空いているとつい食べたくなることもあるが、間食にすると1日のたんぱく質摂取量が多くなってしまうので要注意。唐揚げを食べるときはたんぱく質量や塩分量に合わせて量を調整し、ごはんやサラダでエネルギーをプラスして食事としてとろう。

アジフライ定食

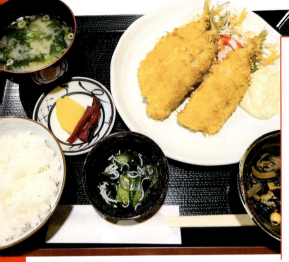

〈栄養価〉
エネルギー	**827**kcal
たんぱく質	**25.1**g
塩分	**4.0**g
カリウム	**723**mg

〈主な材料〉

アジフライ(3切れ100g)
エネルギー	たんぱく質	塩分	カリウム
270kcal	16.6g	0.4g	330mg

白米ごはん(180g)
281kcal	3.6g	0.0g	52mg

みそ汁(150g)
111kcal	1.7g	1.7g	100mg

食べるならどっち？

刺し身定食

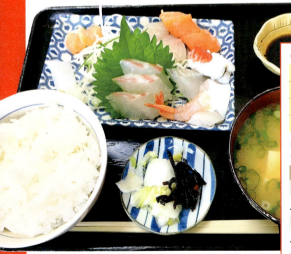

〈栄養価〉
エネルギー	**468**kcal
たんぱく質	**25.7**g
塩分	**5.1**g
カリウム	**806**mg

〈主な材料〉

タイ(3切れ30g)
エネルギー	たんぱく質	塩分	カリウム
39kcal	5.6g	0.0g	147mg

ハマチ(1切れ15g)
27kcal	2.6g	0.0g	59mg

サーモン(1切れ15g)
33kcal	2.5g	0.0g	57mg

アジフライ定食でエネルギーを確保

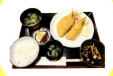

油を使って調理するアジフライは、刺し身より高エネルギーな主菜。1食分のエネルギーを確保するのに役立ちます。同じ定食なら、アジフライのほか、イカフライやエビフライなどもおすすめです。また、揚げ物にすると、衣の分ボリュームが増えるので、少しの魚介類でも食べたときに満足感が得られます。

刺し身定食を食べたいときは…

刺し身が主菜だと1食のエネルギーが不足しがちなので、献立を工夫して食べるとよい。トロやブリなど脂がのった刺し身を選んだり、いもや野菜がメインの副菜やデザートを追加で食べたりして、エネルギーアップするのがおすすめ。

腎機能を守る！アジフライの上手な食べ方

ソースは控えめに

ソースは、かけるのではなく小皿に入れてつけるようにすると、減塩になる。また、ソースのかわりに塩分が少ないレモン汁やマスタードを使うのもおすすめ。酸味で味がしっかり引き締まる。

小さじ1あたりの塩分

◎ウスターソース	0.5g
◎レモン汁	0g
◎練りマスタード	0.2g

定食のみそ汁や漬物は残す

定食についてくるみそ汁や漬物は、塩分のとり過ぎになるので食べない。ごはんはできるだけ主菜と一緒に食べるようにすると、漬物をつまむことがなくなる。

みそ汁1杯	
塩分	1.7g

漬物1皿（20g）	
塩分	0.8g

第2章 アジフライ定食VS刺し身定食 対決クイズ 食べるならどっち？

コールスローサラダ

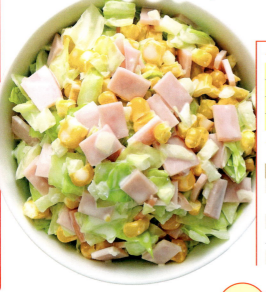

〈栄養価〉

エネルギー	**109**kcal
たんぱく質	**2.2**g
塩分	**1.6**g
カリウム	**170**mg

〈主な材料〉

キャベツ(100g)

エネルギー	たんぱく質	塩分	カリウム
19kcal	0.6g	0.0g	92mg

コーン(缶)(25g)

23kcal	0.6g	0.0g	50mg

ハム(5g)

11kcal	0.8g	0.1g	15mg

食べるならどっち？

野菜サラダ

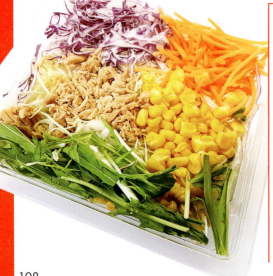

〈栄養価〉

エネルギー	**69**kcal
たんぱく質	**4.6**g
塩分	**0.2**g
カリウム	**229**mg

〈主な材料〉

キャベツ(96g)

エネルギー	たんぱく質	塩分	カリウム
22kcal	0.8g	0.0g	182mg

にんじん(3g)

1kcal	0.0g	0.0g	9mg

水菜(2g)

0kcal	0.0g	0.0g	10mg

紫キャベツ(5g)

2kcal	0.1g	0.0g	16mg

野菜サラダで塩分を控える

ドレッシングが別売になっている野菜サラダがおすすめ。ツナや蒸し鶏、卵などがトッピングされている場合は、たんぱく質や塩分を確認し、他のメニューとのバランスを考えて選ぶようにしましょう。コールスローサラダは刻まれた具材がすでに調味料と和えられており、塩分調整がしづらいので注意が必要です。

コールスローサラダを食べたいときは…

コールスローサラダは家で作るのがおすすめ。ハムなど塩分が多い加工食品は入れずに、野菜だけで作るとよい。
また、減塩のためには下ごしらえで刻んだ野菜を塩もみしたり、塩水にさらしたりする工程も避けるようにしよう。

腎機能を守る！野菜サラダの上手な食べ方

■サラダとドレッシングは別々が◎

ドレッシングが最初からかけられていると、塩分のとり過ぎになりかねない。コンビニエンスストアなどで買うときは、量を自分で調整できるよう、ドレッシングをあとからかけられるタイプにしよう。

ドレッシングは、必要な分だけ少しずつかけよう。

■ドレッシングはオイル入りを選ぶ

ドレッシングはできるだけ高エネルギーで低塩分なものを選ぶ。ノンオイルのドレッシングではなく、オイルが含まれているものにすると、エネルギーアップにつながる。
家で食べるなら、レモン汁やオリーブオイルで減塩したドレッシングを作ったり、高エネルギーで塩分控えめなマヨネーズをかけたりするのもおすすめ。

食べるならどっち？
肉まん VS あんまん

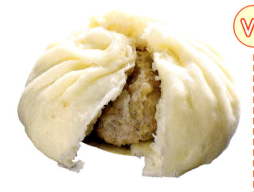
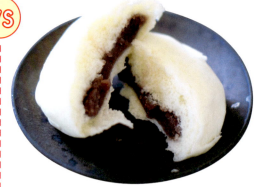

〈栄養価〉
エネルギー	242kcal
たんぱく質	8.7g
塩分	1.2g
カリウム	3.0mg

〈栄養価〉
エネルギー	273kcal
たんぱく質	5.6g
塩分	0.0g
カリウム	6.5mg

間食にするならあんまん

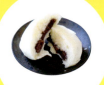

肉まんよりもたんぱく質や塩分が少ないあんまんがベター。あんまんの具には糖質が多く含まれているので、エネルギーも補えます。コロッケやサラダなどをプラスして必要なエネルギーを確保すれば、間食ではなく食事代わりにしてもOK。

肉まんを食べたいときは…

肉まんを食べたいときは、間食ではなく食事代わりにするのがポイント。他のおかずでバランスをとれば、たんぱく質や塩分のとり過ぎを防ぐことができる。
肉まんをメインに献立を考えるなら、サラダをプラスし、デザートにクッキーやようかんなどエネルギーアップできる甘いお菓子を食べるのがおすすめ。

第 3 章

シチュエーション別 注文するならどれ？

たんぱく質や塩分の調整が難しそうな外食も、ポイントをしっかりおさえておけば、腎臓にあまり負担をかけず食事ができます。
一般的に利用頻度が高いと思われる飲食店を
ピックアップしているので、
外食時の参考にしてみてください。

- すし店 ………… P112-113
- 中華料理店 …… P114-117
- ファミリーレストラン
  ………………… P118-121
- バーガーショップ
  ………………… P122-123
- 焼き肉店 ……… P124-125
- 定食店 ………… P126-127
- 居酒屋 ………… P128-129
- そば店 ………………… P130
- カフェ ………………… P131
- コンビニエンスストア
  ………………………… P132

すし店

1人分は8貫が目安

1食分のたんぱく質量を考えると、すしを食べる量は8貫が目安です。8貫の中にかっぱ巻きなどの巻きずしを加えれば、たんぱく質の摂取をさらに抑えられます。すし8貫でエネルギーが足りないときは、デザートをプラスするのがおすすめ。みそ汁や茶碗蒸しなどは、高塩分なので避けるようにしましょう。

マグロを頼むならどっち？

赤身(1貫分)
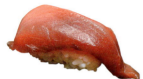

エネルギー	45kcal
たんぱく質	2.9g
塩分	0.1g
カリウム	66mg

トロ(1貫分)
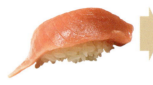

エネルギー	80kcal
たんぱく質	2.9g
塩分	0.1g
カリウム	48mg

トロがベター◎

トロは脂がのっているので、1食の必要エネルギーを確保するのによい。エネルギーをとるためには、青魚のシメサバやブリもおすすめ。

貝類と光り物、頼むならどっち？

つぶ貝(1貫分)
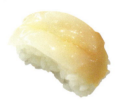

エネルギー	44kcal
たんぱく質	2.4g
塩分	0.3g
カリウム	30mg

アジ(1貫分)
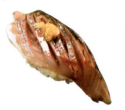

エネルギー	48kcal
たんぱく質	2.9g
塩分	0.1g
カリウム	60mg

つぶ貝が低たんぱく

貝類は比較的たんぱく質が少ないので、つぶ貝がベター。同様に、赤貝やほっき貝もおすすめ。

> 減塩のコツ

塩分のとり過ぎに気をつける

第3章 すし店 シチュエーション別 注文するならどれ？

① シャリ

シャリに使われているすし酢には塩分が含まれる。すし店によってはシャリの量を減らせることもあるので、食事全体の塩分量を考えて調整するとよい。

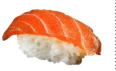

シャリ20g
塩分　0.1g

② しょうゆ

しょうゆは塩分濃度が非常に高い調味料。店によっては減塩しょうゆが置いてあることも。シャリにはつけず、ネタ側に少しだけつけ、量を控えよう。

しょうゆ小さじ1（6g）
塩分　0.9g

③ みそ汁・茶碗蒸し

追加でみそ汁や茶碗蒸しを頼むと、塩分をとり過ぎてしまうので要注意。

みそ汁
塩分　2.0g

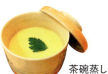

茶碗蒸し
塩分　1.7g

④ いなりずし・かんぴょう巻き

いなりずしの油揚げや、かんぴょう巻きのかんぴょうは、しょうゆなどで煮ているので塩分が高くなる。減塩が難しいため、なるべく避けるようにしたい。

いなりずし1個
塩分　1.0g

かんぴょう巻き4本
塩分　1.5g

> エネルギーUPのコツ

食後にデザートをプラスする

すし店でたんぱく質や塩分を控えた食事をすると、エネルギー不足になることがある。メニューにあれば、くだものやわらび餅、シャーベットなどのデザートをプラスするとよい。

カットフルーツ（パイナップル100g）
エネルギー 54kcal

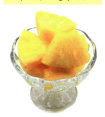

わらび餅（1人分100g）
エネルギー 169kcal

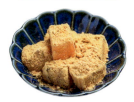

シャーベット（1人分100g）
エネルギー 128kcal

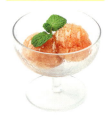

中華料理店

定食スタイルで塩分を調整する

中華料理店で塩分量を調整しやすいのは定食です。おかずとごはんが別になっているので、おかずのあんやタレを残すだけで塩分を抑えられます。定食のスープやザーサイも、残すのが減塩のポイント。定食以外を選ぶなら、麺類はスープを残したり、餃子のタレは酢とこしょうだけにしたりと減塩対策を忘れずに。

八宝菜定食と中華丼、頼むならどっち？

八宝菜定食
（1食分）

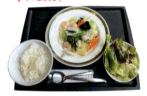

エネルギー	644kcal
たんぱく質	18.7g
塩分	2.1g
カリウム	658mg

中華丼
（1食分）

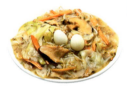

エネルギー	616kcal
たんぱく質	18.7g
塩分	2.7g
カリウム	433mg

減塩しやすいのは八宝菜定食

おかずとごはんが別になっている八宝菜定食は、中華丼のようにあんがごはんにしみこまない分、減塩になる。定食についてくるスープやザーサイを残すと、さらに塩分の摂取を抑えられる。

エビチリと青椒肉絲（チンジャオロースー）、頼むならどっち？

エビチリ
（1食分）

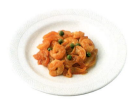

エネルギー	204kcal
たんぱく質	13.3g
塩分	1.9g
カリウム	411mg

青椒肉絲
（1食分）

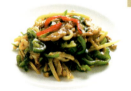

エネルギー	303kcal
たんぱく質	13.0g
塩分	1.6g
カリウム	419mg

野菜が含まれている青椒肉絲にする

定食の主菜は、野菜がしっかり入っているおかずを選ぶのがポイント。エビチリや麻婆豆腐のようにたんぱく質がメインのものよりも、青椒肉絲や回鍋肉（ホイコーロー）のほうが野菜をとれて、ボリュームが出るのでおかずとしての満足度も高い。

チャーハンとラーメン、頼むならどっち？

チャーハン（1食分）

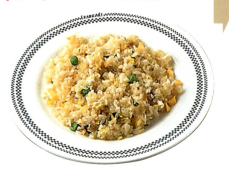

エネルギー	656kcal
たんぱく質	16.4g
塩分	3.7g
カリウム	341mg

ラーメン（1食分）

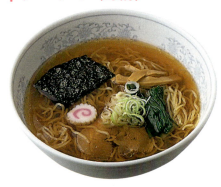

エネルギー	443kcal
たんぱく質	20.3g
塩分	7.5g
カリウム	792mg

チャーハンがおすすめ

麺がスープの塩分を吸うラーメンのほうが、塩分量が多い。とはいえチャーハンにもしっかり味のついたチャーシューが入っているので注意。できるだけ単品で頼み、スープやザーサイは食べないようにするのがベター。

減塩のコツ

餃子も食べたいなら半チャーハンにする

中華料理店ではチャーハンやラーメンにセットで餃子をつけられることも。餃子もつけるなら、チャーハンは通常の半分サイズにすると、塩分のとり過ぎを防げる。

減塩のコツ

ラーメンのスープは飲み干さない

ラーメンの塩分の大半はスープ。麺や具だけを食べ、スープを残すと大幅な減塩に。注文するなら、野菜が入ったタンメンがおすすめ。

第3章 中華料理店 シチュエーション別 注文するならどれ？

麺類を頼むならどれ？

坦々麺（1食分）

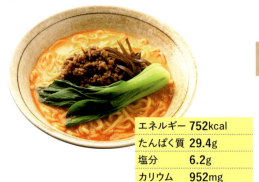

エネルギー	752kcal
たんぱく質	29.4g
塩分	6.2g
カリウム	952mg

やきそばがおすすめ

麺類を食べたいときは単品でやきそばを選ぶのがおすすめ。坦々麺などの麺やあんかけやきそばは、麺が塩分を吸って、高塩分になりがち。ちなみに、汁麺とあんかけで比較するなら、減塩しやすいのは汁麺のほう。汁麺はスープを残せるが、あんかけは麺によく絡むので残しづらい。麺類を食べるときは料理全体の塩分量ではなく、残す分も考慮して実際に食べたときの塩分摂取量で考えるとよい。

あんかけやきそば（1食分）

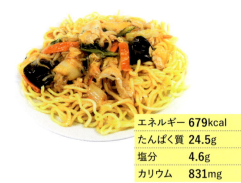

エネルギー	679kcal
たんぱく質	24.5g
塩分	4.6g
カリウム	831mg

やきそば（1食分）

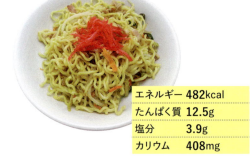

エネルギー	482kcal
たんぱく質	12.5g
塩分	3.9g
カリウム	408mg

減塩のコツ

前後の食事で塩分を調整する

どうしても汁麺やあんかけやきそばが食べたいときは、食べる量を減らすか、前後の食事でふだんよりも減塩を心がけること。もし大人数で食事をするなら、何品か頼んでシェアすると、食べる量を調整でき減塩もしやすい。

餃子とシュウマイ、頼むならどっち？

餃子（6個120g）

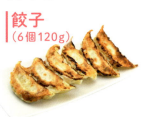

エネルギー	322kcal
たんぱく質	7.0g
塩分	1.4g
カリウム	204mg

シュウマイ（4個120g）

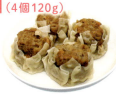

エネルギー	246kcal
たんぱく質	12.2g
塩分	1.4g
カリウム	391mg

→ **餃子のほうが低たんぱく**

シュウマイのほうがたんぱく質が多いため、選ぶなら餃子がおすすめ。
なお、塩分の量はほとんど同じ。食べるときはタレを工夫して減塩しよう。

第3章 中華料理店 シチュエーション別 注文するならどれ？

減塩のコツ

餃子やシュウマイはタレを工夫する

塩分0の調味料が減塩に役立つ

＼塩分を含まない調味料／

酢　　　ラー油　　　こしょう　　　しょうゆ小さじ1（6g）
　　　　　　　　　　　　　　　　塩分　0.9g

さまざまな組み合わせを試してみよう

＼塩分0gならこの2つがおすすめ／

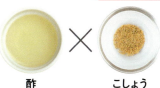

酢 × こしょう　　　酢 × ラー油

＼3種混ぜてしょうゆの摂取量を減らす／

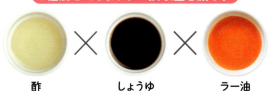

酢 × しょうゆ × ラー油

シュウマイにはからしだけつける
小さじ1杯5g
塩分　0.4g

ファミリーレストラン

メニューで栄養成分チェックを忘れずに

ファミリーレストランでは、メニューの栄養成分を確認してから注文すると、食べる量や前後の食事を調整しやすいのでおすすめです。店内のメニューに記載がなくても、公式HPで調べることができます。事前にチェックしたうえで、エネルギーがしっかりとれて、減塩できるようなメニューを選びましょう。

和食と洋食、頼むならどっち？

和食 | 焼き鮭定食（1食分）

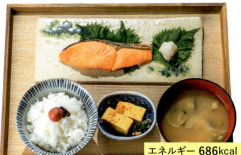

エネルギー	686kcal
たんぱく質	31.3g
塩分	6.3g
カリウム	727mg

洋食のほうが比較的塩分少なめ

塩分を控えるには洋食のおかずを選ぶのがおすすめ。和食の味つけによく使われるしょうゆやみそより、洋食に使われているマヨネーズやケチャップのほうが比較的塩分が少ない。ただし、洋食がおすすめといっても、高たんぱくで高塩分のチーズには要注意。ハンバーグならチーズが入ったものは避け、パスタなら粉チーズはかけないなど、食事の際は意識しておこう。

洋食 | ミートソースパスタ（1食分）

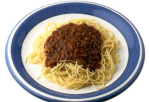

エネルギー	605kcal
たんぱく質	20.4g
塩分	5.1g
カリウム	364mg

| ハンバーグ（1食分）

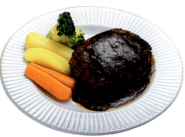

エネルギー	391kcal
たんぱく質	15.6g
塩分	2.1g
カリウム	804mg

ごはんとパン、頼むならどっち？

ごはん
（200g）

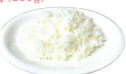

エネルギー	312kcal
たんぱく質	4.0g
塩分	0.0g
カリウム	58mg

パン
（1個70g）

エネルギー	202kcal
たんぱく質	6.0g
塩分	1.1g
カリウム	77mg

塩分ゼロで低たんぱくなごはんがベター

パンには塩分が含まれているので、塩分がゼロでたんぱく質が少ない白米を主食に選ぶのがおすすめ。パンを食べたいときは、添えられている加塩バターは使わないように。

サイドメニューを頼むならどれ？

コーヒーゼリー
（200g）

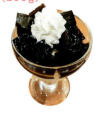

エネルギー	169kcal
たんぱく質	3.3g
塩分	0.1g
カリウム	121mg

サラダ
（100g）

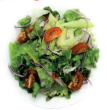

エネルギー	22kcal
たんぱく質	0.6g
塩分	0.0g
カリウム	217mg

コーンスープ
（180g）

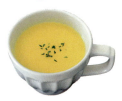

エネルギー	112kcal
たんぱく質	2.9g
塩分	1.6g
カリウム	158mg

コーヒーゼリーかサラダがおすすめ

サイドメニューを選ぶときは、たんぱく質や塩分をできるだけ増やさないよう心がけたい。そのため、選ぶならコーヒーゼリーなどのデザートかサラダがおすすめ。エネルギーを補う必要があるならコーヒーゼリーにするとよい。

減塩のコツ

スープは避ける

スープなどの汁ものは塩分摂取量が多くなるので選ばないようにする。セットメニューで最初からついている場合も残すようにしよう。

第3章 ファミリーレストラン シチュエーション別 注文するならどれ？

デザートを頼むならどっち？

いちごパフェ（1食分）

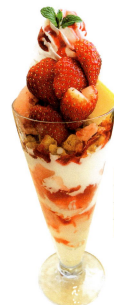

エネルギー	521kcal
たんぱく質	6.7g
塩分	0.8g
カリウム	361mg

→ **たんぱく質を抑えられる 白玉あんみつにする**

あんみつやわらび餅のような和風スイーツがおすすめ。特にあんみつに入っている寒天は、たんぱく質も塩分もほとんど含まないので安心して食べられる。一方で洋風スイーツは、生クリームやアイスクリームなど乳製品が多く含まれるので、たんぱく質量が多め。食事でたんぱく質を多くとったときは控えるようにしよう。

裏ワザ!?

どうしても食べたいデザートは、サラダをプラスして食事にする

ファミリーレストランのデザートは、パフェやパンケーキなどボリュームがあるメニューも多く、それらを食後に食べると、たんぱく質やエネルギーのとり過ぎになってしまうことも。もしボリュームのあるデザートを食べたいのであれば、サラダをプラスして食事にしてしまおう。サラダはミニサイズではなく、しっかり量があるメニューを選ぶのがポイント。

白玉あんみつ（1食分）

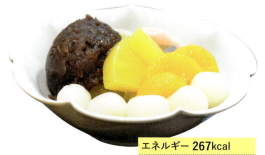

エネルギー	267kcal
たんぱく質	4.8g
塩分	0.0g
カリウム	169mg

ドリンクバーで飲むならどれ？

メロンソーダ
（1杯200ml）

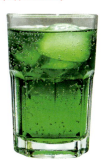

エネルギー	102kcal
たんぱく質	0.0g
塩分	0.0g
カリウム	2mg

メロンソーダかウーロン茶がおすすめ

メロンソーダもウーロン茶もたんぱく質や塩分が少ないので食事と合わせやすい。食事のエネルギー量が不足していたら、ウーロン茶よりエネルギーが高いメロンソーダにするとよい。この2つに限らず、コーラやサイダー、アイスティーもおすすめ。ただし、緑茶はカリウムが多いので、摂取量を控える必要がある人は気をつけよう。

ウーロン茶
（1杯200ml）

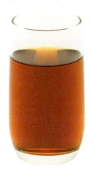

エネルギー	0kcal
たんぱく質	0.0g
塩分	0.0g
カリウム	26mg

カリウム量調整のコツ

果汁100%ジュースの飲み過ぎに注意する

果汁100%や濃縮還元のフルーツジュースは、そのくだものを食べたときと同じカリウム量が摂取されると考えよう。これは野菜ジュースも同じ。特に野菜ジュースは、カリウムの量がはっきりしない（→P151）。カリウム摂取を控える必要がある場合は、飲み過ぎに気をつけよう。

オレンジジュース（果汁100%）
（1杯200ml）

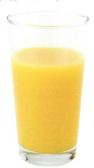

エネルギー	95kcal
たんぱく質	0.6g
塩分	0.0g
カリウム	391mg

第3章 ファミリーレストラン　シチュエーション別　注文するならどれ？

バーガーショップ

ハンバーガーはセットで注文する

バーガーショップでは、シンプルなハンバーガーを頼むのがおすすめですが、単品では食事全体のエネルギーが足りません。たんぱく質や塩分が少なめで、高エネルギーなものをセットでつけましょう。サイドメニューはアップルパイや低塩分のドレッシングつきのサラダ、ドリンクは甘い炭酸飲料などがおすすめです。

バーガーを注文するならどっち？

ハンバーガー（1個）

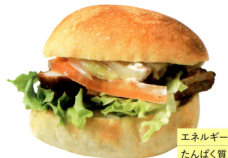

エネルギー	343kcal
たんぱく質	13.5g
塩分	1.8g
カリウム	288mg

→ ハンバーガーがおすすめ

一番シンプルなハンバーガーが、たんぱく質も塩分も比較的少ない。鶏肉だったり、チーズや卵がトッピングされていたりすると、たんぱく質量が多くなるので要注意。

チキンカツバーガー（1個）

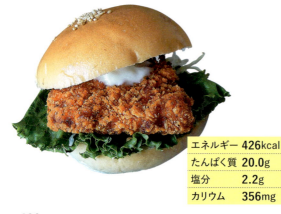

エネルギー	426kcal
たんぱく質	20.0g
塩分	2.2g
カリウム	356mg

裏ワザ!?

バーガー以外をメインにしてみる

バーガーショップでは、パンケーキやホットドッグなどのメニューが用意されていることも。バーガーよりたんぱく質や塩分を控えられるものが多いので、メインを変えてみるのもおすすめ。

サイドメニューを注文するならどれ？

ポテトフライ（Sサイズ）

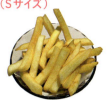

エネルギー	215kcal
たんぱく質	2.7g
塩分	0.7g
カリウム	418mg

ホットアップルパイ（1個）

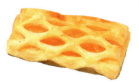

エネルギー	211kcal
たんぱく質	1.9g
塩分	0.6g
カリウム	55mg

サラダ（1個）

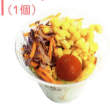

エネルギー	10kcal
たんぱく質	0.5g
塩分	0.0g
カリウム	137mg

チキンナゲット（5ピース）

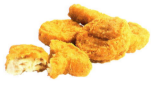

エネルギー	263kcal
たんぱく質	15.3g
塩分	1.2g
カリウム	257mg

アップルパイかサラダを選ぶ

たんぱく質や塩分の面では、アップルパイもサラダもOK。より高エネルギーなアップルパイのほうが、食事のエネルギー確保には役立つ。サラダは塩分が少ないドレッシングをかけたほうがエネルギーアップに。

減塩のコツ

ポテトを食べるなら塩はかけない

どうしてもポテトフライを食べたいときは、「塩をかけないで」と注文してみよう。減塩になり、エネルギーアップにも役立つ。

ドリンクを注文するならどっち？

シェイク（1杯194g）

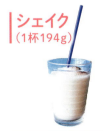

エネルギー	223kcal
たんぱく質	3.9g
塩分	0.3g
カリウム	218mg

サイダー（1杯200ml）

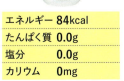

エネルギー	84kcal
たんぱく質	0.0g
塩分	0.0g
カリウム	0mg

サイダーがベター

サイダーなら、たんぱく質や塩分をほとんど含まず、エネルギーがとれる。シェイクも高エネルギーだが、乳製品が多い分たんぱく質量も多い。低たんぱくで低カリウムなウーロン茶やアイスティーもおすすめ。

焼き肉店

1人前のセットを食べるのがおすすめ

焼き肉店に行くなら、カルビ5枚程度のセットを食べるようにしましょう。単品で頼むとついつい食べ過ぎてしまい、たんぱく質摂取量が多すぎて、前後の食事だけでは調整しづらくなります。大人数で複数メニューをシェアして食べるようなときは、主食や野菜をしっかりとって、肉を食べ過ぎないことが大切です。

セットと単品、頼むならどっち？

セット（カルビ3枚、ロース3枚）

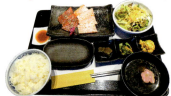

エネルギー	648kcal
たんぱく質	21.1g
塩分	3.7g
カリウム	655mg

単品（例：タン100g）

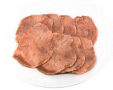

エネルギー	318kcal
たんぱく質	12.3g
塩分	0.0g
カリウム	230mg

セットがおすすめ

焼き肉はどうしてもたんぱく質量が多くなるので、きちんと量を把握できるセットで食べるとよい。食べる肉の目安量はカルビ5枚程度。セットでわかめスープやキムチがついているときは、減塩のため残すようにする。

ロースとカルビ、頼むならどっち？

ロース（100g）

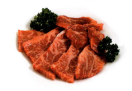

エネルギー	211kcal
たんぱく質	16.2g
塩分	0.1g
カリウム	315mg

カルビ（100g）

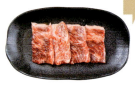

エネルギー	338kcal
たんぱく質	14.4g
塩分	0.1g
カリウム	230mg

たんぱく質が少ないカルビがベター

ロースより低たんぱくで高エネルギーなカルビがおすすめ。比較的たんぱく質が多い鶏肉は避けるようにしたい。また、下味がついているタイプの肉は塩分量が多くなるので控えよう。

> たんぱく質量調整のコツ

主食や野菜で食べ過ぎを防ぐ

❶ 主食をしっかりとる

白米ごはんなど主食をきちんと食べると、肉の量を控えめにしてもお腹が満たされる。主食はビビンバや冷麺でもOK。ただし、どちらも塩分には気をつけよう。

ビビンバは野菜もとれる

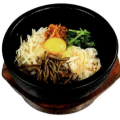
冷麺の汁は残す

❷ 野菜を食べる

サラダや焼き野菜など、焼き肉店には野菜のメニューも多い。野菜にはたんぱく質があまり含まれていないので、積極的に食べよう。サラダを食べるときは、ドレッシングの塩分に注意。自分でかけるようにすれば、量の調整ができる。可能なら、店の人にお願いしてサラダと別でもらうとよい。

焼き野菜
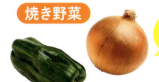
たまねぎやピーマンがおすすめ

サラダ
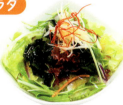
ドレッシングの塩分には気をつける

> 減塩のコツ

焼き肉のタレよりもレモン汁のほうが減塩に

焼き肉につけるのは塩分ゼロのレモン汁がおすすめ。塩を少し足すとしても、量を自分で調整できる。タレを全くつけないなら、キムチと肉を一緒に食べてもよい。ただし、塩分のとり過ぎにならないよう、キムチは少量にするよう心がける。また、たんぱく質が多い卵を絡めて食べるのは避けよう。

肉をタレにたっぷりつける食べ方はNG。少しつける程度で食べるようにする。

第3章 焼き肉店 シチュエーション別 注文するならどれ？

定食店

量に注意！食べ過ぎたら前後の食事で調整を

定食店のメニューは全体的に量が多く、味つけもしっかりしているため、エネルギー、塩分、たんぱく質がほかの飲食店より多い傾向にあります。決められた量を守るため、おかずを少し残したり、前後の食事で量を調整したりしましょう。店内メニューや公式HPなどで栄養成分を確認しておくのも役立ちます。

白米と雑穀米、頼むならどっち？

白米（1杯200g）

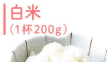

エネルギー	312kcal
たんぱく質	4.0g
塩分	0.0g
カリウム	58mg

雑穀米（1杯200g）

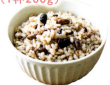

エネルギー	314kcal
たんぱく質	4.6g
塩分	0.0g
カリウム	85mg

白米がベター

"あわ"や"きび"が入った雑穀米は、たんぱく質が白米よりも多くなる。定食店のおかずはたんぱく質を豊富に含むものが多いので、主食は比較的低たんぱくで塩分を含まない白米にしておこう。

コロッケと焼き鮭、頼むならどっち？

コロッケ（1個80g）

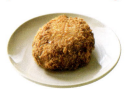

エネルギー	181kcal
たんぱく質	3.6g
塩分	0.6g
カリウム	200mg

焼き鮭（1切れ100g）

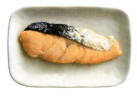

エネルギー	172kcal
たんぱく質	18.6g
塩分	1.8g
カリウム	301mg

たんぱく質が少ないコロッケがおすすめ

じゃがいもがメインでたんぱく質が少ないコロッケがおすすめ。揚げ物なので、エネルギーもきちんと確保できる。食べるときにかけるソースの量を控えめにすれば、減塩にもなる。

第3章 定食店 シチュエーション別 注文するならどれ？

減塩のコツ
おかずに使うソースの量にも気をつける

ごはんが進むしっかりした味つけのおかずは、塩分が高くなりがち。定食についてくるみそ汁や漬物を残すのはもちろんのこと、ソースやドレッシングを使い過ぎないことも大切。食べ方を工夫しても塩分が多すぎてしまうときは、おかずを少し残すようにする。

とんかつソース小さじ1 (6g)
塩分　0.3g

和風ドレッシング小さじ1 (5g)
塩分　0.2g

たんぱく質量調整のコツ
食べる量やメニュー選びを工夫する

定食屋のおかずは肉や魚がメインのものが多いが、たんぱく質量のとり過ぎには注意したい。野菜やいもが入ったおかずを選んだり、食べる量を調整したりしよう。栄養成分を公開しているお店では、その数値を確認してから注文するとよい。

野菜炒めのほうが低たんぱく

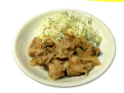

しょうが焼き（1食分）
エネルギー　297kcal
たんぱく質　18.2g
塩分　1.8g

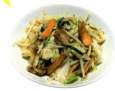

野菜炒め（1食分）
エネルギー　241kcal
たんぱく質　11.7g
塩分　2.4g

裏ワザ!?
小鉢で摂取量を調整する

お店によっては、追加で食べたい人のために、通常より小さいサイズのおかずが用意されていることがある。定食を頼まず、ごはんと小鉢数品をそれぞれ単品で頼んで、食事全体のエネルギー量を調整するのもおすすめ。

定食店の食事は高エネルギーなものが多い。エネルギーのとり過ぎが続くと、肥満のリスクが増え、腎臓にも悪影響を及ぼすので注意しよう。

居酒屋

お酒だけでなく、おつまみでエネルギーをとる

居酒屋ではお酒ばかり飲むのではなく、きちんと食事をとってエネルギーを確保することが大切です。おつまみは、野菜や揚げ物を選ぶのがポイント。おにぎりなどの主食もしっかりとるようにしましょう。枝豆や冷や奴など、ヘルシーなようでたんぱく質や塩分が多いものには注意してください。

冷や奴と冷やしトマト、頼むならどっち？

冷や奴
（絹豆腐150g）

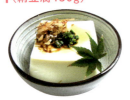

エネルギー	84kcal
たんぱく質	8.0g
塩分	0.0g
カリウム	225mg

冷やしトマト
（トマト100g）

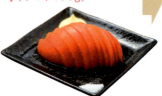

エネルギー	20kcal
たんぱく質	0.5g
塩分	0.0g
カリウム	210mg

→ **たんぱく質が少ない冷やしトマトにする**

豆腐のほうがたんぱく質が多いので、選ぶなら冷やしトマトがベター。冷や奴は薬味としょうゆがかけられた状態で出てくる場合もあり、塩分調整もしにくい。

唐揚げとやきとり、頼むならどっち？

唐揚げ
（1個30g）

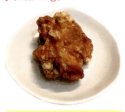

エネルギー	92kcal
たんぱく質	6.2g
塩分	0.8g
カリウム	129mg

やきとり
（1本40g）

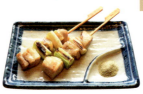

エネルギー	62kcal
たんぱく質	7.8g
塩分	0.5g
カリウム	165mg

→ **エネルギーが高い唐揚げがおすすめ**

同じ鶏肉でも、揚げてある唐揚げのほうがエネルギーをとれる。ただし、鶏肉はたんぱく質が多いので唐揚げを選んでも食べ過ぎには注意。

そもそもお酒は飲んでよい？

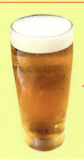

> 医師から控えるよう指示がない限り、適量のお酒はOK

お酒を飲むときのコツ

お酒は一気に飲んでしまわず、食べ物と交互にゆっくり飲むのがおすすめ。少しずつ飲めば、アルコールによる満足感も得やすい。

お酒を選ぶときのコツ

目安を守れば、お酒は何を飲んでもよい。ただし、梅干しサワーのように塩分が入っているものには注意する。できるだけ長くお酒を楽しみたいなら、日本酒や焼酎をちびちび飲むのがおすすめ。

適量ってどのくらい？

目安は1日平均純アルコール約20gで女性はその1/2～2/3

厚生労働省は、"生活習慣病のリスクを高める飲酒量"を、1日当たりの純アルコール量で、男性は40g以上、女性は20g以上と定義し、飲酒ガイドラインを示している。もちろん、体格や性別、年齢などによって、適量には個人差がある。自分に合った量を心がけよう。

純アルコール20gに相当する酒量

ビール(5%)
ロング缶1本(500ml)

日本酒(15%)
1合

焼酎(25%)
100ml

ワイン(12%)
小グラス2杯(200ml)

チューハイ(7%)
缶1本(350ml)

ウイスキー(43%)
ダブル1杯(60ml)

覚えておこう　飲む量(ml)×度数×0.8(比重)＝純アルコール度数

第3章　居酒屋　シチュエーション別　注文するならどれ？

そば店

天ぷらやデザートでエネルギー確保を忘れずに

そば店では、かけそばよりざるそばがおすすめです。麺とつゆが別になっているほうが塩分を調整しやすくなります。ただし、ざるそばだけではエネルギー量が不足してしまうことも。天ぷらやかき揚げを一緒に注文したり、食後にデザートを注文したりして、エネルギーを補うよう心がけましょう。

ざるそばと天ぷらざるそば、頼むならどっち?

ざるそば（1食分）

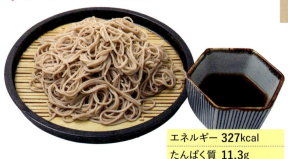

エネルギー	327kcal
たんぱく質	11.3g
塩分	2.8g
カリウム	120mg

→ エネルギーをとれる天ぷらざるそばが◎

そばは比較的エネルギーが低い主食なので、天ぷらをプラスしてエネルギーアップするとよい。天ぷらのほか、野菜がたっぷり入ったかき揚げやコロッケもおすすめ。

天ぷらざるそば（1食分）

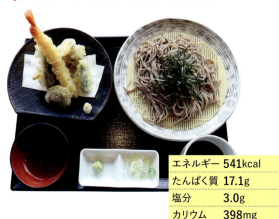

エネルギー	541kcal
たんぱく質	17.1g
塩分	3.0g
カリウム	398mg

裏ワザ!?

天丼を食べるのもおすすめ

そば店で丼ものを食べるときは、エネルギーをしっかりとれる天丼を選ぶとよい。野菜多めの天ぷらで海鮮は1つ程度だと、たんぱく質量も抑えられる（→ P96）。

カフェ

乳製品に気をつけてメニューを選ぶ

カフェのメニュー選びで注意したいのは、"乳製品"です。牛乳や生クリームなどがたっぷり使われていると、たんぱく質量も多くなります。飲み物ならブラックコーヒーやストレートティー、スイーツならくだものメインのフルーツタルトやあんみつなどの和風スイーツを選ぶようにしましょう。

注文するならどの組み合わせ？

ブラックコーヒー
（1杯150ml）

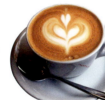

エネルギー	6kcal
たんぱく質	0.2g
塩分	0.0g
カリウム	98mg

カフェラテ
（1杯240ml）

エネルギー	128kcal
たんぱく質	6.1g
塩分	0.2g
カリウム	372mg

→ **ブラックコーヒー＆アップルパイがベスト**

カフェラテのミルクや、チーズケーキのチーズはたんぱく質が多い乳製品。たんぱく質をとり過ぎないためには、選ばないのがベター。飲み物は、ストレートティーやレモンティーもおすすめ。スイーツは卵の量にも気をつけたいので、プリンなども避けておこう。

チーズケーキ
（1個80g）

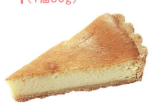

エネルギー	239kcal
たんぱく質	6.3g
塩分	0.4g
カリウム	69mg

アップルパイ
（1個100g）

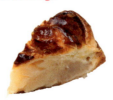

エネルギー	294kcal
たんぱく質	3.7g
塩分	0.4g
カリウム	54mg

エネルギーUPのコツ

コーヒーには砂糖を入れる

糖分はエネルギーアップになるので、砂糖は入れて飲んでOK。砂糖にはたんぱく質や塩分が含まれない。

コンビニエンスストア

単品で買って量を調整する

コンビニエンスストアでは、主食、おかず、デザートを単品で買うのがおすすめです。それぞれの栄養成分を確認しながら購入することができるので、食べる量の調整もしやすくなります。

単品で買うなら、主食は家で用意するのもよいでしょう。ちょうどよい量を食べることができ、出費も抑えられます。

お弁当と単品、買うならどれ？

幕ノ内弁当(1食分)

エネルギー	767kcal
たんぱく質	27.2g
塩分	2.9g
カリウム	675mg

それぞれ単品で買うとよい

単品で少しずつ買ったほうが、たんぱく質や塩分を調整しやすい。おかずの品数が多すぎると、たんぱく質や塩分のとり過ぎになることもあるので、エネルギーアップにはデザートをプラスするのがおすすめ。

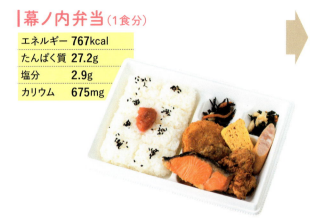

白米ごはん(200g)

エネルギー	312kcal
たんぱく質	4.0g
塩分	0.0g
カリウム	58mg

餃子(6個120g)

エネルギー	322kcal
たんぱく質	7.0g
塩分	1.4g
カリウム	204mg

草まんじゅう(1個50g)

エネルギー	112kcal
たんぱく質	1.8g
塩分	0.0g
カリウム	23mg

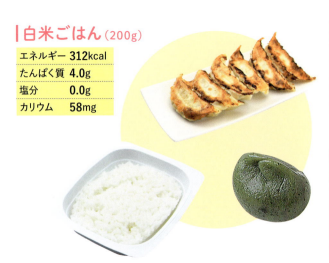

第 4 章

慢性腎臓病(CKD)の基礎知識

慢性腎臓病のしくみや放っておくことの危険性、
悪化させないためにできることなどを解説します。
慢性腎臓病のステージ表も活用して、
自分の重症度に応じた治療内容も
改めて確認しておきましょう。

- 慢性腎臓病(CKD)って
  どんな病気？ ……………………………… P134-135
- 慢性腎臓病を放っておくと
  なぜ危険？ ……………………………… P136-137
- 慢性腎臓病を
  これ以上悪化させないためには？ …… P138-139
- 腎臓を守るために
  ふだんから心がけることは？ ……………… P140

慢性腎臓病(CKD)ってどんな病気?

慢性腎臓病(CKD)とは、腎機能に障害が起き、その状態が持続する病気の総称です。たんぱく尿が出る状態となり、体内の老廃物を正常に排出することができなくなります。

腎機能が低下するとはどういうこと?

腎臓は腰のやや上あたりに位置し、左右に2つある臓器です。握りこぶし程度の大きさで、内部には非常に細い血管が多数集まっています。腎臓には以下の3つの役割がありますが、慢性腎臓病になるとこれらの機能が徐々に低下し、全身にさまざまな不調が現れるようになります。

腎臓の主な働き

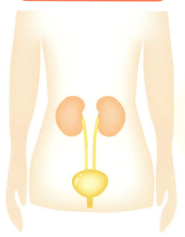

❶ 尿をつくり、老廃物を排出

腎臓内には血管とつながったネフロンという組織があり、1つのネフロンはフィルターの役割をする糸球体と、水分を再吸収する尿細管で構成されている。全身を巡ってきた血液は糸球体でろ過され、アンモニアや尿酸などの老廃物が取り除かれる。そして、老廃物と水分は尿として排出される。

❸ 体内の水分量を一定に保つ

尿の量と濃度を調節し、体内の水分量を一定に保つ役割を果たす。また、血液中に含まれるナトリウムやカルシウム、リン、マグネシウムなどの電解質の量を調整し、体内を弱アルカリ性に保つ働きも担っている。

❷ ホルモンを分泌する

腎臓には内分泌器官としての役割もある。血圧上昇にかかわるレニン、血圧を下げるプロスタグランジンやキニンなどのホルモン、赤血球の生成にかかわるエリスロポエチンというホルモンを分泌する働きがある。

腎機能を低下させる原因とは？

腎機能を低下させ、慢性腎臓病へと進行させる要因には、加齢や遺伝などがあります。なかでも重大な危険因子となるのが、高血圧、糖尿病、脂質異常症、肥満、メタボリックシンドロームなどの生活習慣病です。

腎臓病の主な危険因子

加齢
腎臓内で血液をろ過する糸球体は加齢によって機能が衰え、壊れていく。ひとたび壊れると再生されにくく、腎機能低下につながる。

高血圧
糸球体の細い血管が強い圧力により傷つけられる。さらに、腎臓内の血管の動脈硬化が進行し、腎機能低下を引き起こす。

生活習慣病
糖尿病や脂質異常症などの生活習慣病は、腎機能を低下させる重大な危険因子となる。
特に、糖尿病は慢性腎臓病と関係が深い。糖尿病の合併症である「糖尿病性腎症」だけでなく、近年注目されている「糖尿病性腎臓病（DKD）」ではたんぱく尿が出る前から腎機能低下が進むため、早期治療が不可欠だ。

肥満
内臓脂肪型肥満では血糖値を下げるインスリンの効きが悪くなり、高血糖になりやすい。高血糖になると腎臓の血管が傷つけられ、腎機能低下を招く。また、肥満は高血圧や糖尿病など多くの生活習慣病の危険因子である点も問題となる。

喫煙
タバコに含まれる有害物質や、喫煙によって体内で発生する活性酸素などにより、腎臓の血管が傷つけられる。また、喫煙は高血圧や動脈硬化を進める危険因子でもある。

慢性腎臓病はどう診断される？

「尿検査」と「血液検査」によって診断します。尿検査では、尿中に含まれているたんぱくの有無・濃度を調べます。血液検査では、腎機能の状態を示す「クレアチニン」の値を調べ、さらに「糸球体ろ過量（GFR）」という数値を算出し、その値によって判定します。

CKDの具体的な判断基準

❶ たんぱく尿が1日0.15g以上

❷ 腎臓の機能が健康な人の60％未満＝GFRの値が60未満

❶・❷のいずれか、もしくは両方が3か月以上続くと、慢性腎臓病と診断される

第4章 慢性腎臓病 基礎知識

慢性腎臓病を放っておくとなぜ危険？

腎機能の低下は動脈硬化を進ませ、脳梗塞や心筋梗塞を起こすリスクを高めます。さらに腎機能低下が悪化し末期に至ると、透析治療や腎移植が必要になります。

腎機能は慢性的に低下すると元に戻らない

慢性腎臓病では初期には自覚症状がほとんどなく、自分では気づきにくいという特徴があります。そのため放置されやすく、いつの間にか腎機能の低下が進んでしまいます。一度低下した腎機能は自然に治ることはなく、元の健康な状態には戻りません。

危険な理由 ❶
腎機能が低下し、透析治療や腎移植が必要になる

腎臓には全身の血液をろ過して尿をつくったり、各種のホルモンを分泌したり、体内の水分や電解質のバランスを保ったりする重要な役割があります。慢性腎臓病が進行して、これらの働きに影響が出ると、次第にむくみや倦怠感などの自覚症状が現れます。さらに腎機能が著しく低下して末期腎不全に至ると、腎臓の機能が失われ、血液を人工的にろ過する透析治療や、腎移植が必要になります。透析治療は末期腎不全の治療法として最もメジャーな療法で技術も確立されています。しかし、1回の透析には4〜5時間ほど時間がかかり、生活の制約や食事制限が厳しくなります。

危険な理由 ❷
心臓病や脳卒中のリスクが高まる

慢性腎臓病が進行すると体内に老廃物がたまりやすく、カルシウムやリンなどの代謝にも影響して、動脈硬化や血管の石灰化が進みやすくなります。その影響で高血圧も悪化しやすくなり、脳梗塞などの脳卒中、心筋梗塞や心不全など心血管系の病気を引き起こすリスクが高まります。これらの病気は命にかかわるだけでなく、麻痺などの後遺症で、その後の生活に大きく支障をきたすこともあります。

気づかない間に腎臓病が悪化しているということがないよう、右ページの表を使って自分の重症度を判定し、対策をしましょう

慢性腎臓病の重症度分類（ステージ表）

●ステージ表の見方

まず、表の左側で血液検査のクレアチニンの値から、糸球体ろ過量である GFR（mL/分/1.73m²）の数値を確認。次に下のチェックリストを見て、表の上側にあるたんぱく尿の程度を確認します。それぞれが交わる欄が自分の重症度となります。

> まずはGFRの値をチェック！

> 次に下のチェックリストで尿の状態をチェック

たんぱく尿の程度　軽 ←→ 高

腎機能低下の程度　軽 ↕ 高

	A1	A2	A3
G1（90以上）	低	軽	中
G2（60〜89）	低	軽	中
G3a（45〜59）	軽	中	高
G3b（30〜44）	中	高	高
G4（15〜29）	高	高	高
G5（15未満）	高	高	高

**低 ➡ 軽 ➡ 中 ➡ 高 の順で
心臓病や脳卒中、末期腎不全のリスクが高くなる**

尿の状態チェックリスト

糖尿病がある場合
- ☑ アルブミン尿なし（30mg/日未満） ➡ A1
- ☑ 微量アルブミン尿（30〜299mg/日） ➡ A2
- ☑ 顕性アルブミン尿（300mg/日以上） ➡ A3

糖尿病がない場合
- ☑ たんぱく尿（0.15g/日未満） ➡ A1
- ☑ 軽度たんぱく尿（0.15〜0.49g/日） ➡ A2
- ☑ 高度たんぱく尿（0.50/日以上） ➡ A3

糖尿病のある人は、クレアチニンと尿たんぱくだけでは正確な状態がわかりません。そこで、糖尿病性腎症が疑われる場合は「微量アルブミン尿」の検査結果もあわせて確認します。アルブミンは早い段階で尿中に現れるので、腎臓病の早期発見に役立ちます。

慢性腎臓病をこれ以上悪化させないためには？

高血圧や糖尿病、肥満など、腎機能を低下させている原因をつきとめ、改善に努めましょう。
なかでも重症度に応じた食事管理をすることが重要です。

治療の基本は薬物療法・食事療法・生活改善

慢性腎臓病の治療では、薬物療法と食事療法、生活改善の3つが基本の柱となります。すでに低下した腎機能は元には戻りませんが、治療せずに放っておくと腎機能はさらに低下します。今の状態から悪化させないためには、医師の指示を守って治療をすぐに始めることが肝心です。

悪化させないコツ❶
薬は正しく服用する

薬物療法で用いられる薬は、原因となっている病気や腎臓の状態、進行度によって一人ひとり異なります。高血圧がある人は血圧を下げる降圧薬、糖尿病があれば血糖値を下げる薬、脂質異常症ならコレステロールを下げる薬などが用いられます。

また、腎臓の炎症を抑えるために、副腎皮質ステロイド薬が処方されることもあります。

これらの薬を服用する場合も食事管理や生活習慣の改善は必ず継続します。薬さえのめば大丈夫、というわけではないのです。

薬をのむときの注意

- ☑ **医師に指示された用法・用量を守る**
  （自己判断で薬の量を増減したりやめたりしない）
- ☑ **のみ忘れたときの対処法を医師に確認しておく**
  （まとめのみは避ける）
- ☑ **薬の副作用を知る**（副作用を医師に聞き、体調の変化に気を配る。気になることがあれば、医師に報告・確認する）
- ☑ **他の薬とののみ合わせに注意**
  （他の病気の薬、市販薬、サプリメントなどの併用は事前に医師に相談する）

悪化させないコツ ❷
重症度に応じた食事管理や生活改善をする

慢性腎臓病の治療では、食事管理や生活習慣の改善が必須です。腎機能を低下させる高血圧や糖尿病などの生活習慣病には、食事や生活習慣が大きく影響しているからです。重症度を示すGFRのステージに応じ、食事管理と生活改善を行います（下表）。

● GFRのステージG1~4ごとの治療

GFRのステージ	症状	食事管理	生活改善
G1（90以上） G2（60~89）	ほとんどの場合症状はない	・制限なし ・高血圧の人は減塩	・生活習慣病の治療 「糖尿病」や「高血圧」などの生活習慣病は、腎機能低下と悪循環の関係になりやすいため直ちに治療する
G3a（45~59） G3b（30~44）	むくみ、貧血、血圧上昇が起こることがあるが、症状がない場合が多い	・減塩 ・たんぱく質制限（G3aから） ・カリウム制限（G3bから） ・必要に応じてリンの軽減をする	・禁煙 ・肥満解消 ・適度な運動 など
G4（15~29）	むくみや倦怠感が現れやすい	専門医の指導のもと、食事や生活の管理をより厳格に行う	

G5（15未満）になると透析治療や腎移植が必要に。
ただ、G5の段階でも症状がほとんど現れない場合がある。

症状が出てからの治療では遅い

腎機能が低下しても、初期にはほとんど自覚症状はありません。それゆえに見過ごされやすいのですが、健康診断などで腎機能の異変を指摘された場合は、たとえ症状がなくても治療を始めることが大切です。

慢性腎臓病は、進行すると徐々に症状が現れるので、尿量の変化、尿が泡立つ、血尿が出るなどの異常がみられる段階になると、腎機能がかなり悪化していると考えられます。さらに進行すると、全身の倦怠感、手足や目の周囲のむくみ、貧血による立ちくらみ、めまい、息切れなどの症状が現れるようになります。こうした症状がある場合は、早急に医療機関を受診し、すぐに治療を開始します。

腎臓を守るためにふだんから心がけることは？

腎機能の低下を防ぐには、
腎臓にできるだけ負担をかけないように
食事管理や生活習慣の注意点を守る生活を生涯続けていくことが大切です。

重要なのは継続すること

　慢性腎臓病は高血圧や糖尿病と同じく、生涯つきあっていくことになる病気です。つまり、食事管理をはじめ、禁煙、節酒、運動など生活習慣の改善をずっと継続する必要があるのです。ルーズすぎてもいけませんが、あまりストレスをためないように工夫しながら続けていきましょう。大切なのは続けることです。

ふだんの生活のなかで腎臓を守る3つのポイント

❶ しっかりと食事を管理する

慢性腎臓病の治療では食事管理が最も重要。栄養成分や摂取エネルギーをチェックする習慣をつけ、医師や管理栄養士から指示された制限を守って食べる。

❷ 適度な運動をする

運動は腎臓のろ過機能やたんぱく尿の改善にも効果があり、血圧や血糖値のコントロール、肥満の解消にも有効である。無理は禁物だが、安静にしすぎて運動不足になるのはNG。体操や筋トレ、ウォーキングなど適度な運動を習慣にするとよい。

❸ 積極的に生活を改善する

腎臓を守るには、禁煙や禁酒・節酒のほか、肥満がある人の場合、減量も必要。体重と血圧を毎日測定し、チェックする習慣が高血圧や糖尿病、肥満の予防・改善につながる。さらに、過労やストレスは血圧や血糖値に影響して腎機能の悪化につながるので、規則正しい生活を心がけ、睡眠時間を十分に確保する。腎臓の血行を促すには、ぬるめのお風呂につかるのも効果的。入浴で1日の疲れをとり、リラックスを心がける。かぜやインフルエンザなどの感染症による発熱、熱中症や脱水症も腎臓に負担をかける。感染症は予防接種を受けるなど、季節ごとの体調管理にも留意する。

第5章

慢性腎臓病の食事と生活習慣 Q&A

慢性腎臓病の食事と生活習慣に関することを
Q&A形式で紹介します。栄養成分を調整するための
調理方法や、血糖値を上げない食べ方のコツなどを
しっかり理解しておきましょう。

- 少量の肉や魚でもおかずに
  ボリュームを出すコツは？
  ……………………………… P142-143
- 調理法でエネルギーを
  補える？ …………………… P144
- 油をうまく使って
  エネルギーアップするには？ ‥P145
- 野菜のカリウムを
  減らす方法は？ …… P146-147
- コーヒーなどの嗜好品は
  飲んでもよい？ …………… P148
- 間食はしてもよい？ ……… P149
- 血糖値を上げにくい
  食べ方って？ ……………… P150
- 野菜ジュースは
  サラダの代わりになる？ …… P151
- 高糖質・高脂質な食事は
  してもよい？ ……………… P151
- 減塩のコツを知りたい！ ‥P152-153
- 加工品は食べてもよい？ …… P154
- たんぱく質調整食品とは？ …… P155
- 運動は何をしたらよい？ …… P156
- フレイルにならない
  ためには？ ………………… P157

調理法について

Q 少量の肉や魚でもおかずにボリュームを出すコツを教えてください。

A 骨つき肉や貝などの食材を使ったり、調理法を工夫したりしましょう。

　　たんぱく質を決められた量にすると、どうしても肉や魚を使うおかずは量が少なく、見た目もさびしくなりがちです。そのようなときは、調理をひと工夫してボリューム感を出しましょう。骨つきの肉や頭つきの魚を使って見た目を豪華にしたり、野菜や低たんぱく・低塩分の食材でカサ増ししたりするのがおすすめです。

見た目にボリュームが出る3つのおすすめ食材

❶ 手羽先、手羽元

骨がついている分、ボリュームが増して見える。エネルギー量は高めでありながら、たんぱく質が少なめなのもおすすめポイント。油で揚げる調理にもよく合う。

❷ アサリなどの貝類

アサリやハマグリ、カキ、ホタテなどの貝類は、むき身よりも殻つきのまま調理すると、見た目のボリュームアップにつながる。

❸ エビ

有頭・殻つきのまま使うとボリューム感が増す。たれやソースがついた殻の部分ははずして食べるので、塩分の摂取量も抑えられる。

量にボリュームを出す3つの方法

方法1 肉で野菜を巻く

薄切り肉はそのまま調理するとボリュームがなく、カサも出ない。にんじんやピーマンの細切り、アスパラガス、ミニトマトなどの野菜、えのきたけなどのきのこ類を肉で巻くと、カサ増しできて、量のボリュームアップにつながる。

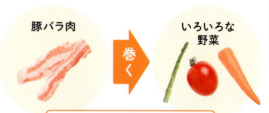

野菜を巻くことで数枚の肉でも食べ応えがあるおかずに

方法2 野菜を混ぜ込む

たんぱく質の量を適量にするためには、ひき肉に野菜を刻んで混ぜ込むとよい。
メンチカツやハンバーグ、餃子をつくるときには、ひき肉に野菜のみじん切りをたっぷり加えるとカサが増して、見た目もボリュームアップできる。

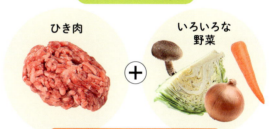

肉は少量でもボリュームのあるメンチカツになる

方法3 低たんぱく・低塩分の食材を加える

カサ増しに使う食材のおおよそのエネルギー量を把握しておくと便利。こんにゃくやしらたきはエネルギー量が少ないので、摂取エネルギー量を増やしたい場合は、春雨などのでんぷん製品がおすすめ。

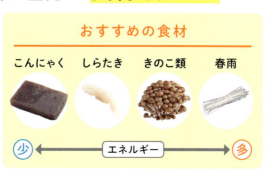

おすすめの食材

調理法について

Q 1日に必要なエネルギーが足りていないとき、調理法によってエネルギーを補うことはできますか？

A 油をたくさん使う揚げ物や炒め物でエネルギーアップしましょう。

腎臓病の人はエネルギー不足になると体内のたんぱく質が分解されてしまい、腎臓に負担がかかります。そのため、食事で適正なエネルギー量をしっかりとることが大切です。エネルギーを手軽に増やすには、炒める、揚げるといった油を用いた調理法が適しています。例えば、焼き鳥よりも唐揚げやフライドチキン、しゃぶしゃぶよりも肉野菜炒めや酢豚などのようにメニューを工夫しましょう。

使う油の量が増えるとエネルギーも上がる

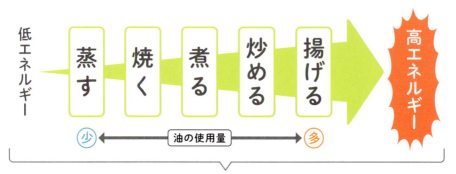

蒸す、焼く、煮るといった調理法は食材に含まれている脂質が落ちてしまうため、エネルギー減の調理法になってしまう。一方、炒める、揚げるという調理法は食材が油を吸い込むことによって高エネルギーになりやすい。

Q エネルギーアップのために油をうまく使うコツを教えてください。

A 食材に衣をつけて揚げたり、香りづけに使ったりしましょう。

　油を使う調理法としては炒め物や揚げ物が一般的ですが、このとき、ひと工夫すると、エネルギー量のアップにつながります。揚げ物は衣が厚くなるほどより高エネルギーになり、見た目のボリュームアップにもなります。炒め物では油をよく吸収する食材を選ぶことがポイント。油は調理だけでなく、かける・和えるという使い方もできます。オリーブオイルやごま油などを仕上げに回しかけて香りづけしたり、ドレッシングに使ったりするのもおすすめです。

油を上手にたくさん使うコツ

①衣をつけて吸油量を増やす
揚げ物は、素揚げよりも衣がついているほうが高エネルギー。唐揚げよりもフライ、衣を厚く大きくつけた天ぷらにすれば、さらにエネルギーが増す。

素揚げ ＜ 唐揚げ ＜ フライ ＜ 天ぷら
少 ←　吸油率　→ 多

②油をよく吸収する食材を選ぶ
油と相性がよく、たくさん油を吸うことでうまみが増す食材を選ぶ。野菜類は断面が大きくなるようにカットすると油の吸収がよくなる。

油との相性が◎
・なす　・きのこ
・ズッキーニ　など

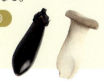

③仕上げやドレッシングに使う
調理に使うだけでなく、ドレッシングやタレ、香りづけに油を使うのも効果的。オリーブオイルやごま油などを食卓に常備しておくとよい。

例えば…
ごま油を回しかけて香りづけ

オリーブオイルを使ってドレッシングを作る

調理法について

Q 野菜のカリウムを減らす方法はありますか？

A 野菜をゆでたり、水にさらしたりすることでカリウムが減ります。

　カリウムの摂取量を制限する指示が出されたら、野菜やくだもので特にカリウムを多く含む食品から量を控えます。さらに、食品に含まれているカリウムを減らすように下ごしらえや調理で工夫しましょう。カリウムは水に溶けやすい性質があるので、下ごしらえの段階で野菜を切ってからゆでたり、水にさらしたりすると減らすことができます。
　また、野菜は生で食べるよりも、ゆでたり煮たりするとカリウムの摂取量を抑えることができます。

ゆでるとき、水にさらすときのポイント

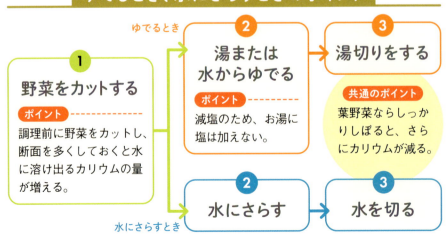

1 野菜をカットする
ポイント
調理前に野菜をカットし、断面を多くしておくと水に溶け出るカリウムの量が増える。

ゆでるとき
2 湯または水からゆでる
ポイント
減塩のため、お湯に塩は加えない。

3 湯切りをする
共通のポイント
葉野菜ならしっかりしぼると、さらにカリウムが減る。

水にさらすとき
2 水にさらす

3 水を切る

ゆでるとさらす 時間の目安

おいしく食べられる程度に

ゆでる場合

ブロッコリーやにんじんなどをゆでる場合、カリウムを減らすために長時間ゆでる必要はない。おいしく食べられる食感や色味が保てる程度を目安にする。ポイントは切ってからゆでること。断面が大きく多いほど、カリウムが溶け出しやすくなる。

ブロッコリー → 芯が柔らかくなるくらい

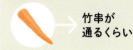
にんじん → 竹串が通るくらい

10～15分を目安に

さらす場合

調理する前に水にさらす場合は、10～15分を目安に。この場合も野菜を切って、断面を多くしてから水にさらすとカリウムが溶け出しやすくなる。炒めたり、揚げたりするときは油の吸収をよくするため、野菜の水分をキッチンペーパーでふきとっておくとよい。

> **ゆでたあと、水にさらす必要はない**
>
> 青菜などの野菜をゆでてから水にとるのは、色味をよくするため。カリウムを減らすためにゆでた場合は、水にさらさなくてもよい。

カリウムを減らしたいなら電子レンジや蒸し器の調理は避ける

野菜のカリウムを減らすには、カリウムが水に溶け出す性質を利用して下ごしらえや調理をすること。ブロッコリーやじゃがいもなどの調理には電子レンジが使われることも多いが、これでは減らない。カリウムを減らしたい場合はたっぷりの水でゆでる方法がベスト。

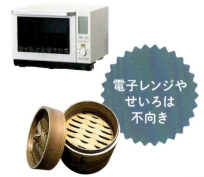

電子レンジやせいろは不向き

嗜好品について

Q コーヒーなどの嗜好品を飲んでもよいですか？

A カリウム制限がなければ、飲んでもかまいません。

　レギュラーコーヒー1杯には98mgのカリウムが含まれていますが、カリウムの摂取制限がなければ1日1〜2杯は飲んでもかまいません。ミルクはたんぱく質が多いので、入れるなら植物性のコーヒーフレッシュを使いましょう。ココアや抹茶もカリウムが多い嗜好品です。
　ミネラルウォーターは特に問題ありませんが、スポーツドリンクや経口補水液にはカリウムと塩分が多く含まれているため、避けるようにしましょう。

コーヒーを飲むときのポイント

ポイント①
カリウムを控えている人は **1日1杯** が目安

ポイント②
たんぱく質を調整するには、**ブラックコーヒー** を飲む
カフェラテやカプチーノのようにミルクが多く使われているものは、たんぱく質が多くなります。

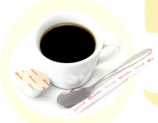

ポイント③
エネルギーを追加したいなら **砂糖** を入れる

Q 間食はしてもよいですか？

A 1日に必要なエネルギーを補うためなら上手に取り入れるとよいでしょう。

腎臓病の食事療法でたんぱく質や塩分を控えていると食事量が少なくなり、エネルギー不足になることがあります。そのような場合には間食がおすすめです。1日3食で十分にエネルギー量をとれているなら必要ありません。また、糖尿病のある人は血糖コントロールを優先し、間食で血糖値を上げないようにしてください。間食も食事と同じくたんぱく質や塩分、カリウムが多いものは避けます。糖質や脂質でエネルギーを補えるものを選びましょう。

＼エネルギーアップのための／ 間食を食べるときに覚えておきたいこと

□ 乳製品が少ないものを選ぶ

乳製品はたんぱく質が多めなので控える。ようかんやわらび餅、白玉あんみつ、ういろうなどの和菓子、寒天ゼリー、パイ菓子などがおすすめ。

□ エネルギー補給ゼリーが便利

手軽に短時間でエネルギー摂取できるよう作られたエネルギー補給ゼリーは、間食におすすめ。たんぱく質や塩分も少なく、ゼリーなので簡単にとることができる。

□ 飴やラムネなど、少量でエネルギー摂取できるものを活用する

食が細く、間食でおなかがふくれてしまうと食事がしっかりとれなくなる人は、飴玉やラムネ菓子、ブドウ糖のタブレットキャンディなど、少量でもエネルギーの足しになるおやつを選ぶとよい。

例
飴玉(1個) ➡ 19kcal
ラムネ(1粒) ➡ 3kcal

第5章 嗜好品 慢性腎臓病の食事と生活習慣Q&A

食べ方について

Q 血糖値を上げにくい食べ方を教えてください。

A 野菜から食べる習慣をつけ、規則正しい食生活を心がけて。

同じ量・同じ食事内容でも、食べる順番によって血糖値が上がりにくくなります。食後の血糖値の急上昇を防ぐには、食物繊維が多く含まれている野菜類や海藻類から食べ、そのあとに炭水化物の多いごはんやパン、麺類を食べるようにします。

血糖値がつねに高い状態が続くのはよくありません。血糖値を良好にコントロールするには、1日3回の食事をできるだけ決まった時間に規則正しくとることが大切です。

血糖値を上げない食べ方のポイント

ポイント❶ まずは野菜や海藻から食べる

野菜や海藻類に含まれている食物繊維によって糖質の消化・吸収がゆるやかになるため、血糖値が上昇しにくくなる。食物繊維が多いと、ゆっくりよく噛んで食べることになるので満腹感も得やすく、食べすぎ防止にもつながる。

例　野菜サラダ　海藻サラダ

ポイント❷ 1日3食を規則正しく食べる

血糖値をコントロールするには1日3回の食事を決まった時間にとり、前回の食事で上がった血糖値がきちんと下がった状態で次の食事をとるとよい。

なお、朝食を抜いたり、昼食を簡単にすませたりして、夕食にまとめ食いするような食べ方はNG。夕食が遅くなりがちな人は、就寝時間から逆算して時間を調整するとよい。

Q 野菜ジュースはサラダの代わりになりますか？

A 野菜ジュースとサラダのカリウムの量は大きく異なります。

　食事の栄養バランスや野菜不足が気になって、野菜ジュースを飲むことがありますが、カリウムを控えている人は要注意です。野菜ジュースのカリウム量は定まっていないことが多いので、摂取量が調整しづらくなります。サラダの代わりにジュースを飲むのは控えましょう。

野菜ジュースに含まれるカリウムの量は把握しづらい

野菜に含まれるカリウムの量は、品種や収穫時期によって変動する。そのため、ジュースによってはカリウム量を定めず、大まかに範囲のみ表示しているものも。

Q エネルギーをとるためなら、高糖質・高脂質の食事をしてもよいですか？

A 1日に必要なエネルギーをとるためなら問題ありません。

　1日の適正エネルギー量をとるためであれば、高糖質や高脂質の献立を選んでもかまいません。ただし、たんぱく質や塩分、カリウムなどの制限を守ることが前提です。そのうえで、主菜に揚げ物を食べたり、食後のデザートに甘いお菓子を食べたりしましょう。

例

コロッケ1個70gのとき
エネルギー 158kcal
脂質量 8.5g

コーラ100mlのとき
エネルギー 47kcal
糖質量 12.5g

食べ方について

Q 減塩のコツを教えてください。

A 食べ方や献立、味つけのちょっとした工夫で減塩が可能です。

塩分摂取量を1日6g未満に抑えるのはたいへんだと感じている人も多いかもしれませんが、食事の際にほんの少し気をつけるだけで減塩は可能です。特に、食べ方や献立選び、味つけに注意すると効果的に塩分を控えることができます。

そのほかにも、外食やコンビニ食、持ち帰り弁当などを食べる機会が多い人は、あらかじめ商品の塩分量を必ず確認し、できるだけ塩分が少ないものを選ぶ習慣をつけます。もし、塩分をとり過ぎてしまったときはその後の食事で調整しましょう。

減塩になる 食べ方の工夫

「かける」より「つける」へ

しょうゆやソース、塩などの調味料は、直接おかずにかけると量が多くなりやすい。また、下にたまったしょうゆやソースをおかずが吸い込んでしまう。
調味料は小皿にとって、少しずつつけて食べる。小皿に調味料をとるときは、少量ずつ注ぐ。

"汁"は残す

ラーメン、そば、うどんなどの汁は飲まない。カップ麺の汁や定食のみそ汁も同様。家庭で塩分量を計って減塩調理したものであれば飲んでもよいが、外食や市販の食品は塩分が多いので残すようにする。また、みそ汁やスープは1日1杯にとどめる。

減塩になる 献立の工夫

おかずごとに味の薄さを変える

減塩のためにうす味に調理すると、満足感が得にくくなる。主菜や本人の好物などは通常の味つけにしてメリハリをつけ、ほかのおかずをうす味に仕上げると、飽きずに減塩食を続けやすくなる。

洋食のおかずをとり入れる

和食の献立はしょうゆやみそを使うため、塩分摂取量が多くなりやすい。おかずが和食ばかりになると、どうしても塩分が多くなるので、洋食をうまくとり入れて献立を考える。

減塩になる 味つけの工夫

表面に味つけをする

煮物や煮込み料理は、最初からしょうゆやみそなどの調味料を加えて煮るのではなく、だしで煮込んでから最後に表面に味つけをすると、うす味でも味を強く感じる。魚の塩焼きや照り焼きは表面に味つけするので味を感じやすい。
おひたしや酢のものは、食べる直前に調味料で和えるとよい。

だしのうまみを活用する

かつお節、昆布、いりこ、干ししいたけ、干し貝柱、干しエビ、鶏ガラなどを使ってだしをとると、うす味でもコクが出ておいしくなる。
だしはまとめてとり、ピッチャーなどに入れて冷蔵保存しておくか、製氷皿で凍らせてだしキューブにしておくとサッと使えて便利。

酸味や辛味で味わいを豊富に

味つけが単調にならないようにするには酸味や辛味をプラスするとよい。酢、レモン、すだちなどの柑橘類を使ったり、わさびやこしょう、カレー粉などで辛味をプラスしたりするのがおすすめ。

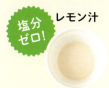

レモン汁（塩分ゼロ！） こしょう

香りづけをする

料理の味を引き立てるには、香味野菜や薬味も効果的。にんにく、しょうがを下ごしらえに使ったり、仕上げにしそやみつば、みょうがなどを添えたりすると香りがよく、うす味でも食欲をそそる。

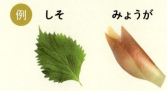

例 しそ　みょうが

第5章 食べ方 慢性腎臓病の食事と生活習慣Q&A

食べ方について

Q 加工食品や干物は食べてもよいですか？

A 食べ方や調理法で減塩する必要があります。

ハムやソーセージ、ベーコンなどの肉の加工食品、かまぼこやちくわ、練り物などの水産加工品や魚の干物には多くの塩分が含まれています。食べる際は必ず塩分の含有量をチェックし、とり過ぎに注意しましょう。減塩タイプのものを選ぶのもおすすめです。

また、うっかり食べてしまうことが多いのが漬物や梅干し、佃煮などです。弁当や定食でよくごはんに添えられていますが、塩分が非常に多いので食べないようにします。

＼加工食品や干物の／ 塩分を減らす主な方法

方法❶ 半分だけ食べる

水にさらしたりゆでたりすると、塩分は抜けるがうまみも損なわれてしまう。1切れの大きさにもよるが、一度に食べず2～3回に分けて食べるなど、1回あたりの量を減らしたほうがおいしく食べられる。

例 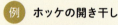 ホッケの開き干し

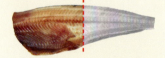

1/2身（可食部110g）塩分2g

方法❷ 加工品の塩分を使って調理する

ハムやソーセージ、ベーコンなどの加工品は塩味が強いだけでなく、うまみも多く含まれているので、調味料として使うとよい。味つけの際には塩やしょうゆ、ソースなどの調味料を減らしても、加工品に含まれている塩分でおいしく仕上がる。

例 ソーセージ　ベーコン

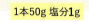
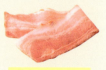

1本50g 塩分1g　　1枚15g 塩分0.4g

Q たんぱく質量が調整された食品とはどんなものですか？

A 食べる量を減らさずに、たんぱく質を大幅にカットできる治療用の特殊食品があります。

腎機能が低下して制限が厳しくなってきた場合は、たんぱく質量を調整した食品を利用すると食事のコントロールがしやすく、エネルギーもしっかり補給できるので安心。

毎食でなくても、1日1食分の主食を置き換えるだけでたんぱく質が大幅にカットでき、調整が楽になります。たんぱく質調整食品には、主食のごはんやパン、麺類などがあります。主食からとるたんぱく質を減らせれば、その分おかずの量を減らさずに食べられるようになります。

たんぱく質調整食品についてもっと知ろう

1/25越後ごはん
1パック180g
エネルギー 292kcal
たんぱく質 0.18g

バイオテックジャパン（①）

ピーエルシーごはん1/25
1パック180g
エネルギー 290kcal
たんぱく質 0.18g

ホリカフーズ（②）

ゆめベーカリー たんぱく質調整食パン
1枚100g
エネルギー 260kcal
たんぱく質 0.5g

キッセイ薬品工業（③）

越後の丸パン
1個50g
エネルギー 143kcal
たんぱく質 0.2g

バイオテックジャパン

げんたそば
ゆで100gあたり
エネルギー 123kcal
たんぱく質 0.9g

キッセイ薬品工業

アプロテイン タンパク調整スパゲティタイプ
100gあたり
エネルギー 357kcal
たんぱく質 0.4g

ハインツ日本（④）

【お問い合わせ先】
① TEL：0250-63-1555／FAX：0250-63-1556（平日9:00～17:00）
② TEL:0120-49-1084／FAX:025-794-4404（平日8:00～17:00）
③ TEL：0120-113-513（ヘルスケア事業部お客様相談センター 平日9:00～17:00）／TEL：0120-515-260（キッセイ食事サポートサービス 平日9:00～17:00）
④ TEL：0120-370-655（お客様相談室 平日10:00～17:00）

生活習慣について

Q どんな運動をすれば よいですか？

A 手軽に始められる ウォーキングがおすすめです。

腎臓病があるからといって安静にしてばかりいると運動不足になり、かえって腎機能が悪化します。無理をしてはいけませんが、適度に体を動かすと血行が促され腎機能にもよい影響をもたらします。高血圧や糖尿病を併発している人の場合、血圧や血糖値のコントロールにも運動は効果的です。運動を始めるときは、徐々に体を慣らしていきます。エレベーターやエスカレーターをやめて階段を使う、一駅分歩くなどできることから始めましょう。

無理せず少しずつ体を動かす

STEP 1 歩く量を増やす・家仕事をする
エスカレーターではなく階段を使ったり、移動手段を徒歩にしたりする。
掃除や庭の手入れなど家仕事をする。

STEP 2 ウォーキングやジョギングをする
時間や頻度を無理のない範囲で増やし、1日30分程度の運動を心がける。
ウォーキングは早歩きがおすすめ。

STEP 3 スポーツを始める
家や職場近くの運動施設を利用したり、運動サークルに入ったりする。ただし、無理なく楽しめる範囲内で行うこと。

運動の強度を一気に上げる必要はありません。
体を動かすことに問題がない人は、STEP2レベルの運動を継続するだけでも十分効果があります。